药剂学实验

（在线视频教学版）

周文虎　主编

中南大学出版社
www.csupress.com.cn

·长沙·

编委名单

主　编　周文虎(中南大学)

副主编　谭淞文(中南大学)　　柳文洁(中南大学)

　　　　　喻翠云(南华大学)　　李　辉(湖南健康中医药学院)

编　者　(按姓氏笔画排序)

　　　　　王建芬(湖南化工职业技术学院)

　　　　　王玲娟(湘南学院)

　　　　　刘卫平(长沙医学院)

　　　　　刘文龙(湖南中医药大学)

　　　　　李　卓(南华大学)

　　　　　李海刚(长沙医学院)

　　　　　肖　兰(长沙卫生职业学院)

　　　　　肖　遥(湖南师范大学)

　　　　　何　艳(湘南学院)

　　　　　何　雄(长沙医学院)

　　　　　张　辉(湘南学院)

　　　　　张海涛(南华大学)

　　　　　张喜利(湖南中医药大学)

　　　　　姜素芳(湖南师范大学)

　　　　　姚飞虹(湘南学院)

　　　　　袁　玉(中南大学)

　　　　　黄晓珊(长沙卫生职业学院)

　　　　　蒋亚超(湘南学院)

　　　　　魏　华(南华大学)

前 言

药剂学是药学相关专业的主干课程，是一门以理论为基础、实践为核心的综合性基础学科，主要研究各种药物剂型的基本理论、处方设计、制备工艺、质量控制和合理应用。药剂学实验作为药剂学的配套课程，以巩固基础理论、训练实验技能、培养学生发现和解决问题的能力为目标，也是药学相关专业的核心课程。本书根据药学专业学生的培养方案，结合多所高等医药院校实验教学改革经验，引入"互联网+"思维，编写了《药剂学实验》(在线视频教学版)实验教材。本书通过文字与视频教学相结合实现自主、可视化学习，满足了以学生为中心的线上、线下等多样化教学方式的需要，集完整性、系统性和示范性于一体，内容涵盖了药剂学基础实验、常规制剂、中药制剂、复杂制剂4大主题，共30个实验。该书详细描述了药剂学实验的常规操作流程，深入解读了相关实验的难点和关键细节，全方位解析了相应实验现象及其分析要点，以启发学生思考药剂学的原理和应用，培养学生分析实验数据、总结实验结果、推导研究结论的能力，使学生养成严谨求实的科学态度，并促进其科学思维的培养。

本书以《中华人民共和国药典》(2020年版)为指导标准，内容编排合理、系统性强、适用面广，可供高等医药院校药学专业、临床药学专业、药物制剂专业、制药工程专业、中药学等药学相关专业本科生和研究生实验教学使用，也可作为医药相关从业人员的参考书。书中每个实验均包括实验目的、实验原理、实验材料与仪器、实验内容、实验结果与讨论、操作注意事项和思考题等内容，对于新剂型或难度较大的实验还增加了知识拓展部分，方便读者对相关实验的理论背景进一步了解。各院校可根据实际教学要求和条件对本书中的实验内容进行选择与调整。

　　本书的编者均为从事药剂学教学与科研的一线教师,此外,中南大学湘雅药学院药剂学系研究生参与了本书实验视频部分的拍摄制作工作,在此对大家为本书所付出的辛勤工作表示衷心的感谢。本书的编写和出版得到了中南大学、湖南师范大学、南华大学、湘南学院、湖南中医药大学、长沙医学院、湖南化工职业技术学院、长沙卫生职业学院、湖南健康中医药学院及中南大学出版社相关领导和老师的支持,在此深表感谢。由于编者的水平和能力有限,书中难免存在不足之处,敬请广大读者批评指正。

编　者

2023 年 3 月

目　录

实验一

药剂学实验室基本规则

一、实验目的

1. 学习实验室基本规则，培养学生对药剂学实验环境、实验要求、安全防护知识的理解。

2. 培养学生对待科学严格认真的态度、良好的工作习惯，以及分析问题和解决问题的能力。

二、实验室工作规则和实验室安全

（一）药剂实验室工作规则

1. 拟进入实验室的人员首先应由相关负责老师介绍药剂实验室和药剂实验的基本情况，了解药剂学实验室的分布、相关负责人及其职能、运行情况，初步了解常见药剂实验内容和潜在危险。

2. 实验人员必须严格遵守学校实验室安全管理制度和实验室准入制度，实验过程中应保持肃静、集中思想、认真操作、仔细观察、积极思考，如实记录。

3. 爱护国家财物，正确使用实验仪器和设备。若仪器和设备损坏须立即向相关管理人员报告，按规定手续换取新仪器。

4. 精密仪器应严格按操作规程使用，发现仪器有故障应立即停止使用，并及时向相关管理人员报告。

5. 重大仪器和特殊仪器实行培训考核制，考核通过后方可使用。使用应严格遵守特殊仪器使用规章制度和操作规程。

6.药品应按规定的量取用,已取出的试剂不能再放回原试剂瓶中,以免带入杂质。取用药品的用具应保持清洁、干燥,以保证试剂的纯度和浓度。取用药品后应立即盖上瓶盖,以免放错瓶盖,污染药品。

7.实验中要保证器皿清洁,保持实验台清洁整齐。实验后仪器、药品放回原处。

8.禁止在实验室留宿、吸烟和进食。

(二)药剂实验室安全知识

1.积极参加实验室安全教育及培训,了解用水、用电的安全知识。

2.掌握灭火器、消防设备的使用方法和设置地点,了解本实验室的逃生及疏散路线。

3.发现实验楼内任何地方有危害安全的人、事、物等,必须立即向有关人员反映,并做紧急处理。

4.禁止向水槽内投放火柴、纸片、碎玻璃等物品;禁止向水槽或卫生间下水道倒入有机溶液、浓酸、强碱等;注射器针头和玻璃碎屑应按规定放置于专用容器中,再进行统一处置。

5.动物实验应严格遵守实验动物操作规范,及时按要求处理实验动物尸体。

6.涉及致病性微生物的实验应严格遵守生物安全性实验操作规范,相关区域和物品应贴上警示标志。

7.实验室产生的废液应严格按照国家和学校环保要求处理。

8.注意节约用水、用电,严格遵守安全制度。最后离开实验室的人员负责检查水、电、气的安全,关好门窗。

三、常见事故的预防与处理

(一)着火的预防及处理

着火是实验室容易发生的事故。大多数着火是由于加热或处理低沸点有机溶剂(如乙醚、石油醚、乙醇、二硫化碳、苯、丙酮等)时操作不当引起的。为预防火灾,应遵守以下几点。

1.实验室不能保存大量易燃溶剂,少量的也必须密封;不能用敞口容器盛装易燃物;易燃物必须放于阴凉处,并注意远离火源、暖源及电源。

2.使用或倾倒易燃试剂、挥发溶剂时必须熄灭火源;不能用明火直接加热易燃试剂,应根据实验要求及易燃试剂的特点选择合适的热源(如水浴、油浴、电热套等),远离明火。

3. 在蒸馏或回流易燃液体时，为防止暴沸及局部过热，瓶内液体不能超过瓶容量的2/3，加热中途不能加入沸石或活性炭，以免液体暴沸冲出容器着火；操作时实验人员不得离开。

4. 使用氧气瓶时，不得让氧气大量溢入室内。在含氧量约25%的大气中物质的燃点比在空气中低得多，且燃烧剧烈，不易扑灭。

实验室如果着火，应沉着冷静，并及时地采取措施，防止火势蔓延。首先立即切断电源，移开未燃着的有机物和易燃易爆物，然后根据火势大小采取不同的扑灭办法，并及时报告。

化学品一般不用水灭火，因为水能和一些药品发生剧烈反应，用水灭火时会引起更大的火灾，甚至爆炸；并且大多数有机溶剂不溶于水且比水轻，用水灭火时有机溶剂会浮在水面上，反而扩大火场。化学实验室常用的灭火器材主要有二氧化碳灭火器、泡沫灭火器、沙箱和灭火毯等。

二氧化碳灭火器是实验室最常见的灭火器。该灭火器内贮有压缩的二氧化碳气体。使用时，一只手提灭火器，一只手握在喇叭筒把手上(不能握喇叭筒，以免冻伤手)，打开开关，二氧化碳即可喷出。这种灭火器灭火后危害小，特别适用于油脂、电器及其他较贵重仪器着火时的灭火，但不能扑灭金属着火。

泡沫灭火器是由 $NaHCO_3$ 与 $Al_2(SO_4)_3$ 溶液作用产生 $Al(OH)_3$ 和 CO_2 泡沫，灭火时泡沫把燃着物包住，与空气隔绝而灭火。因泡沫能导电，不能用它来扑灭电器着火，且灭火后污染严重，火场清理麻烦，因此，除非不得已最好不用。无论使用哪种灭火器灭火都要从火的周围开始向中心扑灭。

地面或操作台面着火，如火势不大，可用淋湿的抹布或细砂灭火；对容器中发生的局部小火，可用石棉网、表面皿或湿抹布等盖灭；身上着火，切勿在实验室内乱跑，化纤织物最好立即脱除，一般小火可用湿抹布、石棉布等包裹使火熄灭。若火势大，可就近打开水龙头用水浇灭。

(二)爆炸的预防及处理

实验时，仪器管路堵塞或装配不当；减压蒸馏使用不耐压的仪器；违章使用易爆物(如硝酸盐、重氮盐、叠氮化物、芳香族多硝基化合物等)；反应过于猛烈，难以控制；易燃易爆气体大量逸入空气中等情况，都有可能引起爆炸。为防止爆炸事故，应注意以下几点。

1. 取出的易燃易爆试剂不得随便倒入储备瓶中，更不能倾入下水道，否则有爆炸的危险。

2. 常压操作时，切勿在封闭系统中进行加热或反应。反应进行时要时常检查装置各部分有无堵塞现象。

3. 做减压实验时，应使用防护屏或戴防护面罩。

4. 使用和制备易燃易爆气体，如氢气、乙炔等时，必须在通风橱内进行，附近不得有明火。氢气在点燃前必须检验纯度。银氨溶液不能久存，因久置后也易爆炸。使用乙醚时，不能有过氧化物存在，如发现有过氧化物应立即用硫酸亚铁除去。对易爆固体，如苦味酸金属盐、三硝基甲苯、某些强氧化剂及其混合物等，不能重压、撞击或研磨。

（三）中毒的预防及处理

化学药品均具有不同程度的毒性，产生中毒的原因主要是皮肤、呼吸道或伤口接触有毒药品。为防止中毒，应注意以下几点。

1. 可产生有毒有刺激性气体的反应必须在通风橱内进行。

2. 有毒药品不能接触皮肤、五官或伤口；不允许用手直接取固体药品。

3. 实验后应将残液倒入废液杯中，不能随意倒入下水道，以免污染环境。

4. 严禁在酸性介质中使用氰化物。

5. 金属汞易挥发，可通过呼吸进入人体，逐渐积累而引起慢性中毒，故不能将汞洒落在台面或地上，或直接暴露于空气中。一旦洒落，必须尽可能收集起来，并用硫黄粉盖在洒落的地方，使之转化成不挥发的硫化汞。

6. 禁止用口吸吸管移取有毒或有腐蚀性的液体；不能用鼻子直接嗅气体，应用手向鼻孔扇入少量气体。

7. 禁止打赤膊、穿拖鞋进入实验室。

（四）化学灼伤和割伤的预防及处理

皮肤接触了高温（如热的物体、火焰、蒸气）、低温（如固体 CO_2、液氮）和腐蚀性物质（如强酸、强碱）等都会造成灼伤。因此实验时要避免皮肤与上述能引起灼伤的物质接触，取用腐蚀性化学药品时，应戴橡胶手套和防护眼镜。

实验中如被酸或碱灼伤，应立即用大量水冲洗：酸灼伤用1%的碳酸氢钠溶液冲洗，碱灼伤则用2%醋酸溶液或1%硼酸溶液冲洗，最后用水冲净。严重者应送医院处理。

实验中若被灼热物烫伤，应立即用水冲淋伤处，伤处涂以正红花油后擦抹烫伤软膏。若烫伤严重，应马上送医院处理。

在切割玻璃管或向塞子中插温度计、玻璃管等物品时很容易发生割伤。切割玻璃管后，玻璃管的锋利切口必须在火中烧圆，管壁上用水或甘油润湿后，用布包住用力部位轻轻旋入，不能大力强行连接。一旦发生割伤，若伤势不重，应先取出伤口上的碎片，挤出污血并用蒸馏水冲洗伤口，涂上汞溴红溶液或贴创可贴；若割伤严重出血多，应先止血，托高出血部位，马上送医院处理。

四、实验要求

1. 预习实验内容。通过预习，明确实验目的与要求，对实验内容做到心中有数，并能合理安排实验顺序与时间。要明确每一个处方中药物与辅料的用途，熟悉实验仪器和设备的操作。根据教学要求按时、按质、按量做好仿真实训项目。

2. 遵守实验纪律。不迟到，不早退，不旷课，保持实验室肃静，未经允许，不得将实验室物品带离实验室。

3. 重视实验卫生。进入实验室必须穿洁净的白工作服。操作台面擦洗干净后方可开始实验。实验过程中应始终注意台面、地面的整洁，各种废弃物应投入指定位置，不可随手乱丢，更不能丢弃至水槽内。完成实验后，应将所有实验相关器材清洁干净，摆放整齐，台面擦净，经老师同意后方可离开。值日生负责整理公用器材，清扫实验室，关好水、电、门、窗、气。

4. 规范实验操作。称量药品、试剂时，要在称量前(拿取时)、称量时和称量后(放回时)进行三次核对。称量完毕应立即盖好瓶塞，放回原处。对剧毒药品更要仔细核对名称与用量，并准确称取。实验中要严格控制好实验条件，认真操作每一道工序，以保证制剂质量。实验成品应标明名称、规格、配制者、配制时间，并交由老师验收。实验中遇到问题应先独立思考，再请教他人。在实验过程中逐步形成整洁、细致、严谨、冷静、善于观察、善于思考、勤于动手的实验风格。

5. 正确使用仪器。使用仪器时要按正确的使用方法操作，不熟悉操作方法时，应在教师指导下使用。各种仪器、容器使用时要注意轻拿、轻放，用毕要清洁后放回规定位置。

6. 撰写实验报告。实验报告是考查学生分析和总结实验资料、培养学生撰写能力的表现方式，也是评定实验成绩的重要依据。实验报告应包含以下内容。

实验目的：要明确，抓住重点，可以从理论和实践两个方面考虑。在理论上，验证定理定律和方法，并使实验者获得深刻和系统的理解；在实践上，掌握某种制剂的制备及表征方法，熟悉相关仪器或设备的使用技能技巧。

实验原理：要写明依据何种原理、定律或操作方法开展实验。

实验内容：包括以下6个方面。

(1)实验材料与仪器：选择主要的实验材料和仪器填写。若能画出实验装置的结构示意图，并配以相应的文字说明则更好。

(2)处方与分析：按照规范格式写出实验药剂的处方，并指出处方中各组分的作用。

(3)制备工艺与操作：写出工艺流程，详述实验操作步骤与控制条件。

(4)实验结果与讨论：写出实验中观察到的现象、各中间产物及成品的特征，分析总结后以图、表等形式注明成品的性状、规格、作用、用法与用量等。

（5）实验小结：总结时应具有科学性和逻辑性，要依据实际结果，不要出现抄书现象。应当对实验结果成功或失败的原因加以分析，找出解决的方法，还可以谈论实验收获或教训、对下次实验的建议和要求等。

（6）思考题：回答实验思考题。

每一项实验内容逐一按上述顺序完成实验报告。

（李辉　湖南健康中医药学院）

实验二
药物溶解度与油水分配系数的测定

一、实验目的

1.掌握药物平衡溶解度的测定方法。
2.掌握药物油水分配系数的测定方法。
3.熟悉影响药物溶解度与分配系数的因素。

二、实验原理

药物溶解度与油水分配系数是药物制剂处方设计的重要依据之一，是药物制剂处方前研究工作的主要内容，直接关系到药物的吸收与生物利用度。

药物溶解度是指在一定温度(气体在一定温度和压力)下，药物溶解在一定量溶剂中达饱和时溶解的最大药量，是反映药物溶解性的重要指标。溶解度常用一定温度下100 g溶剂(或100 g溶液，或100 mL溶液)中溶解溶质的最大质量(g)来表示，也可用质量分数、物质的量浓度(mol/L)或质量摩尔浓度等来表示。

《中华人民共和国药典》(2020年版)对药物溶解度有7种提法：极易溶解、易溶、溶解、略溶、微溶、极微溶、几乎不溶(或不溶)。

溶解度可分为特性溶解度和平衡溶解度。当药物不含任何杂质，在溶剂中不发生解离或缔合，也不发生相互作用时，所形成饱和溶液的浓度为特性溶解度。特性溶解度是药物的重要物理参数之一。只有在了解该参数以后，才可以选择适当剂型，并对处方、制备工艺、药物的晶型、粒子大小等作出适当选择。若存在解离或缔合，这时的溶解度则称为平衡溶解度。一般情况下，测定的药物溶解度多为平衡溶解度，因为在实际测定中要完全排除药物解离和溶剂的影响是不容易做到的，尤其是对于酸、碱等弱电解质药物。在测定药物溶解度时，应考虑固体药物的晶型、粒子大小、温度、pH、离子等因素的影响。

油水分配系数（P）是指当药物在水相和油相（非水相）达平衡时，药物在两相中的活度之比。药物在体内的溶解、吸收、分布、转运与药物的水溶性和脂溶性有关，即和油水分配系数有关。体外测定油水分配系数，是为了模拟生物体内药物在水相和生物相之间的分配情况。许多有机溶剂，如正辛醇、三氯甲烷、正己烷等曾被用来模拟生物相。正辛醇的溶解度参数 $\delta = 21.07 (J/mL)^{1/2}$，与生物膜整体的溶解度参数 $\delta = (21.07 \pm 0.82)(J/mL)^{1/2}$ 很相近，因此正辛醇更接近生物相。目前认为，"正辛醇-水"是一种良好的生物体模拟系统，从而被广泛采用。

药物在油相与水相平衡时，药物在油相的化学势 μ_0 等于药物在水相的化学势 μ_w，即 $\mu_0 = \mu_w$，此时药物的油水分配系数 P 可表示为：

$$P = a_0 / a_w \tag{2-1}$$

式（2-1）中，a_0 为平衡时药物在油相中的活度，a_w 为平衡时药物在水相中的活度。当药物在两相中分配平衡，且两相中药物浓度较稀时（活度系数 $\gamma = 1$），可用药物浓度（C）代替活度 a 计算，则式（2-1）可表示为：

$$P = C_0 / C_w \tag{2-2}$$

式（2-2）中，C_0 和 C_w 分别为平衡时药物在油相、水相中的质量浓度。由此可见，如能测定药物在两相中分配平衡后的浓度，即可求出该药物的分配系数 P。P 越大，则脂溶性越强。需要注意的是，测定 P 时，药物浓度均指非离子型药物的浓度。因此，如果该药在两相中均是以非解离型存在，则油水分配系数即为该化合物在两相中的固有溶解度之比。但若该药物在水溶液中发生解离，则应先求出在一定 pH 下非解离型药物的浓度，再计算 P。若直接根据药物在水相中的浓度计算，则求得的油水分配系数称为表观分配系数。

药物的油水分配系数 P 可用于预测其在肠道中的吸收情况。一般认为 $\lg P = 2 \sim 3$ 的药物在肠道中较易被吸收，而当药物的 $\lg P < 0$ 时则不易被肠道吸收。

三、实验材料与仪器

1. 实验材料　双氯芬酸钾、正辛醇、甲醇、双蒸水、磷酸、盐酸、冰醋酸、氯化钠、醋酸钠、磷酸二氢钠、氢氧化钠。

2. 实验仪器　恒温磁力搅拌器、紫外分光光度计、恒温摇床、高速台式离心机、pH计、碘量瓶、一次性注射器、EP 管、针头式过滤器（滤径 0.45 μm）、烧杯、容量瓶、移液管、具塞试管。

四、实验内容

（一）平衡溶解度的测定

1. 不同 pH 缓冲溶液的配制

配制 pH 为 1.2，4.5，6.8 的缓冲溶液。

稀盐酸溶液：取 36.5% 的盐酸 8.33 mL，溶解到 1000 mL 水中，即得。

醋酸-醋酸钠缓冲液（pH=4.5）：取醋酸钠 18 g，加冰醋酸 9.8 mL，再加水稀释至 1000 mL，摇匀，即得。

磷酸盐缓冲液（pH=6.8）：取 0.2 mol/L 磷酸二氢钠溶液 250 mL，加 0.2 mol/L 氢氧化钠溶液 118 mL，用水稀释至 1000 mL，摇匀，即得。

2. 双氯芬酸钾标准曲线的制备

精密称取双氯芬酸钾标准品 20 mg，溶于水中，定容至 100 mL，摇匀，得到质量浓度为 200 μg/mL 的贮备液；精密量取以上贮备液，加水定容至 50 mL 容量瓶中，得到质量浓度为 40 μg/mL 的工作液；分别精密量取上述工作液 0.5 mL、1 mL、2 mL、3 mL、4 mL、5 mL 至 10 mL 容量瓶中，用水定容，摇匀，分别得到质量分数为 2 μg/mL、4 μg/mL、8 μg/mL、12 μg/mL、16 μg/mL、20 μg/mL 的标准溶液；分别用 0.45 μm 微孔滤膜对以上标准液进行过滤，滤液分别用紫外分光光度计进行测定，检测波长为 275 nm（先对双氯芬酸钾溶液进行 200~500 nm 波段扫描，以特征峰顶点对应波长作为检测波长），以吸光度为纵坐标，质量浓度为横坐标，进行线性回归分析，得标准曲线方程。

其他 pH 缓冲溶液按照上述方法分别测定，得出不同 pH 缓冲溶液中双氯芬酸钾的线性方程。

3. 双氯芬酸钾平衡溶解度的测定

分别取水和 pH 为 1.2、4.5、6.8 的缓冲溶液各 10 mL 于具塞试管中，分别加入过量的双氯芬酸钾制成饱和溶液，超声 0.5 h，将溶液置于 37℃ 恒温振荡器中，120 rpm 振荡 48 h 后离心取上清液，0.45 μm 微孔滤膜滤过，取滤液 0.5 mL 用水稀释定容至 50 mL，摇匀，分别用紫外分光光度计进行检测；根据各溶液中双氯芬酸钾的标准曲线进行计算，得到其在水和 3 种不同 pH 缓冲溶液中的平衡溶解度。

（二）表观油水分配系数的测定

1. 水饱和的正辛醇溶液与正辛醇饱和的水溶液的制备

取正辛醇 150 mL 与蒸馏水 150 mL 置于碘量瓶中，混匀，将溶液置于 37℃ 恒温振荡器中，120 rpm 振荡 48 h 后离心或静置分层，分别得到水饱和的正辛醇溶液和正辛醇饱和的水溶液，备用。按照以上方法分别制备 pH 为 1.2、4.5、6.8 的正辛醇饱和的缓冲溶液。

2. 双氯芬酸钾表观油水分配系数测定

分别精密称定适量双氯芬酸钾溶于水饱和的正辛醇溶液、3 种 pH 缓冲溶液饱和的正辛醇溶液中，超声溶解，计算各油相的初始浓度（C_1）。精密量取上述饱和溶液各 1 mL，置于具塞试管中，加入等体积的正辛醇饱和的水溶液和 3 种 pH 正辛醇饱和的缓冲溶液，分别置于 37℃ 恒温振荡器中，120 rpm 振荡 48 h 后离心取下层水相，0.45 μm 微孔滤膜滤过，紫外分光光度计检测吸光度，按照标准曲线计算其浓度（C_w）。按照公式 $P = C_0/C_w$ 计算表观油水分配系数 P，$C_0 = C_1 - C_w$，C_1 为正辛醇中双氯芬酸钾的初始浓度，C_0 为分配平衡时双氯芬酸钾在油相中测得的浓度，C_w 为分配平衡时双氯芬酸钾在水相中测得的浓度。按照上式计算不同 pH 缓冲溶液中表观正辛醇缓冲溶液分配系数。

五、实验结果与讨论

1. 将不同介质的双氯芬酸钾平衡溶解度测定结果填入表 2-1。

表 2-1　双氯芬酸钾在不同介质中的平衡溶解度

溶剂	平衡溶解度/(mg·mL^{-1})
水	
pH 1.2 盐酸缓冲溶液	
pH 4.5 醋酸缓冲溶液	
pH 6.8 磷酸缓冲溶液	

2. 将不同分配体系中双氯芬酸钾表观油水分配系数测定结果填入表 2-2。

表 2-2　双氯芬酸钾在不同分配体系中的油水分配系数

分配体系	pH	C_w/(mg·mL^{-1})	C_0/(mg·mL^{-1})	P
正辛醇-水				
正辛醇-盐酸缓冲溶液	1.2			
正辛醇-醋酸缓冲溶液	4.5			
正辛醇-磷酸盐缓冲溶液	6.8			

六、操作注意事项

1. 实验中应控制好温度的一致性。

2. 若滤液检测后吸光度超出标准曲线范围，则须稀释后再次检测。

3. 测定油水分配系数取水样时，为避免正辛醇的污染，可用带针头的玻璃注射器移取水样。首先在玻璃注射器内吸入部分空气，当注射器通过正辛醇相时，轻轻排出空气，当水相中已吸取足够的溶液时，迅速抽出注射器，卸下针头后，即可获得无正辛醇污染的水相。

七、思考题

1. 测定药物油水分配系数时可选择哪些溶剂作为油相？选择依据是什么？

2. 药物溶解度及其油水分配系数的测定对于药物的剂型开发与吸收代谢具有什么意义？

3. 根据实验结果，分析设计双氯芬酸钾制剂时如何提高其溶解度及生物利用度？

药物溶解度与油水
分配系数的测定

（姚飞虹　湘南学院）

实验三

药物的增溶与助溶

一、实验目的

1. 掌握增溶与助溶的基本原理与基本操作。
2. 了解影响药物增溶与助溶的因素。
3. 熟悉常见的增溶剂与助溶剂。

二、实验原理

增溶与助溶是药剂学中增加水中难溶性药物溶解度的常用方法。增溶是指某些难溶性药物在表面活性剂的作用下,在溶剂中的溶解度增大并形成澄明溶液的过程(因形成胶团而增溶)。具有增溶能力的表面活性剂为增溶剂,被增溶的物质称为增溶质。对于以水为溶剂的药物,增溶剂的最适亲水疏水平衡值(hydrophile-lipophile balance number,HLB)为15~18。常用的增溶剂有聚山梨酯类和聚氧乙烯脂肪酸酯类。药物的增溶作用受诸多因素的影响,如增溶剂的性质、增溶质的性质、增溶温度、增溶质的加入顺序等。

助溶是指难溶性药物与加入的第三种物质在溶剂中形成可溶性络合物、复盐或缔合物,以增加药物在溶剂中的溶解度的过程。这第三种物质称为助溶剂。助溶剂可溶于水,多为低分子化合物,形成的络合物多为大分子。常用的助溶剂主要分为两大类:一类是某些有机酸及其钠盐,如苯甲酸钠、水杨酸钠、对氨基苯甲酸等;另一类是酰胺类化合物,如尿素、烟酰胺、乙酰胺等。因为助溶机理较复杂,许多机理尚不清楚,所以关于助溶剂的选择尚无明确的规律可循,一般只能根据药物的性质选用与其能形成水溶性的络合物、复盐或缔合物的物质。

布洛芬为微白色结晶性粉末,在乙醇、丙酮、氯仿或乙醚中易溶,在水中几乎不溶。茶碱为白色结晶性粉末,在乙醇或氯仿中微溶,在水中极微溶解,在乙醚中几乎不溶,在氢氧化钾溶液或氨溶液中易溶。碘为灰黑色或蓝黑色、有金属光泽的片状结晶或块状物,在常温中能挥发,在乙醇、乙醚中易溶,在水中几乎不溶,在碘化钾溶液或碘化钠溶液中溶解。

三、实验材料与仪器

1. 实验材料　布洛芬、茶碱、烟酰胺(均药用,80~100目)、聚山梨酯-80、聚山梨酯-40、聚山梨酯-20、乙二胺、碘、碘化钾。

2. 实验仪器　烧杯、玻璃棒移液管(10 mL、2 mL)、洗耳球、滴管、记号笔、容量瓶(100 mL)、刻度试管(10 mL)、涡旋混合器、四孔恒温水浴锅、普通天平、分析天平、微孔滤膜、紫外分光光度计。

四、实验内容

(一)增溶剂对难溶性药物的增溶作用

1. 布洛芬标准曲线的制备

精密称取布洛芬对照品 20 mg,溶于 50% 乙醇水溶液中,定容至 100 mL,摇匀,得到质量浓度为 200 μg/mL 的贮备液;精密量取以上贮备液,加 50% 乙醇水溶液定容至 50 mL 容量瓶中,得到质量浓度为 40 μg/mL 的工作液;分别精密量取上述工作液 0.5 mL、1 mL、2 mL、3 mL、4 mL、5 mL 至 10 mL 容量瓶中,用 50% 乙醇水定容,摇匀,得到质量分数分别为 2 μg/mL、4 μg/mL、8 μg/mL、12 μg/mL、16 μg/mL、20 μg/mL 的标准溶液,用 0.45 μm 微孔滤膜对上述标准溶液进行过滤,滤液分别用紫外分光光度计进行测定,检测波长为 222 nm(先对布洛芬溶液进行 200~500 nm 波段扫描,以特征峰顶点对应波长作为检测波长),以吸光度为纵坐标,质量浓度为横坐标,进行线性回归分析,得标准曲线方程。

2. 聚山梨酯及其加入顺序对布洛芬增溶的影响

(1)取蒸馏水 50 mL 于 100 mL 烧杯中,加入布洛芬 50 mg,反复搅拌,放置约 20 min,观察并记录布洛芬的溶解情况;0.45 μm 微孔滤膜过滤,取滤液分别用紫外分光光度计进行测定,计算药物溶解度。

(2)取蒸馏水 50 mL 于 100 mL 烧杯中,加 3~4 mL 聚山梨酯-80,搅拌均匀后,加入布洛芬 50 mg，反复搅拌，放置约 20 min，观察并记录布洛芬的溶解情况；0.45 μm 微孔滤膜过滤，滤液用 50%甲醇水溶液适当稀释，用紫外分光光度计进行测定，计算药物的溶解度。

（3）取蒸馏水 50 mL 于 100 mL 烧杯中，加入布洛芬 50 mg，混匀，加 3~4 mL 聚山梨酯-80，反复搅拌，放置约 20 min，观察并记录布洛芬的溶解情况；0.45 μm 微孔滤膜过滤，滤液用 50%甲醇水溶液适当稀释，用紫外分光光度计进行测定，计算药物的溶解度。

（4）加布洛芬 50 mg 于 100 mL 烧杯中，加入 3~4 mL 聚山梨酯-80，混匀，加蒸馏水 50 mL 反复搅拌，放置 20 min，观察并记录布洛芬的溶解情况；0.45 μm 微孔滤膜过滤，滤液用 50%甲醇水溶液适当稀释，用紫外分光光度计进行测定，计算药物的溶解度。

3. 聚山梨酯的种类及温度对布洛芬增溶的影响

（1）取蒸馏水 50 mL 两份，分别置于 100 mL 烧杯中，分别加入 3~4 mL 聚山梨酯-20 和聚山梨酯-40，搅拌均匀后，加入布洛芬 50 mg，反复搅拌，放置约 20 min；0.45 μm 微孔滤膜过滤，取滤液 0.5 mL，以 50%甲醇水溶液稀释并定容至 100 mL，于波长 222 nm（$E_{1cm}^{1\%}$，449）下测吸收度（对照液为等量聚山梨酯，加水 50 mL，取滤液 0.5 mL，50%甲醇水溶液稀释并定容至 100 mL）分别计算药物溶解度。

（2）取蒸馏水 50 mL 两份，分别加入 3~4 mL 聚山梨酯-80，搅拌均匀后，各加入布洛芬 50 mg，分别于室温（计为 25℃）和 55℃恒温搅拌约 15 min；0.45 μm 微孔滤膜过滤，取滤液 0.5 mL，以 50%甲醇水溶液稀释并定容至 100 mL，同上法分别测吸收度，计算溶解度并与（1）结果相比较。

（二）助溶剂对难溶性药物的助溶作用

1. 助溶剂对碘的助溶作用

称取碘三份，每份约 0.5 g。

（1）取碘一份放入 10 mL 烧杯中，加蒸馏水 5 mL，搅拌，观察溶解现象。

（2）取碘一份放入 10 mL 烧杯中，加蒸馏水 5 mL，然后加碘化钾 1 g，搅拌，观察溶解现象。

（3）取碘化钾 1 g，加蒸馏水 1 mL 溶解后，加碘，搅拌溶解，再加 4 mL 水，观察溶解现象。

2. 助溶剂对茶碱的助溶作用

称取茶碱三份，每份约 0.15 g。

（1）取茶碱一份放入烧杯中，加水 20 mL，搅拌，观察溶解现象。

（2）取茶碱一份放入烧杯中，加水 19 mL，搅拌，然后滴加乙二胺约 1 mL，观察溶解现象。

（3）取茶碱一份放入烧杯中，加同量烟酰胺后，再加水约 1 mL，搅拌，加水至 20 mL，观察溶解现象。

五、实验结果和讨论

1. 药物加入顺序对增溶的影响。

2. 聚山梨酯对布洛芬的增溶结果填入表 3-1。

表 3-1　聚山梨酯对布洛芬的增溶

药物	表面活性剂	体系外观状态	溶解度/$(g \cdot 100\ mL^{-1})$
布洛芬	无		
	聚山梨酯-20		
	聚山梨酯-40		
	聚山梨酯-80		

3. 温度对增溶的影响结果填入表 3-2。

表 3-2　不同温度下聚山梨酯-80 对布洛芬的增溶

药物	表面活性剂	溶解度/$(g \cdot 100\ mL^{-1})$	
		室温	55℃
布洛芬	聚山梨酯-80		

4. 助溶剂对碘的助溶结果填入表 3-3。

表 3-3　碘化钾对碘的助溶

药物	助溶剂及其用法	现象
碘	无碘化钾	
	后加碘化钾	
	先加碘化钾	

5. 助溶剂对茶碱的助溶结果填入表 3-4。

表 3-4　不同助溶剂对茶碱的助溶

药物	助溶剂	现象
茶碱	无	
	乙二胺	
	烟酰胺	

六、操作注意事项

1. 操作中各项条件应尽可能保持一致，如加药量、搅拌时间等。
2. 增溶操作中，样品搅拌后应放置一段时间，以利于药物充分进入胶团。
3. 注意药物加入的顺序。

七、思考题

1. 由实验结果分析与讨论影响水中难溶性药物增溶的主要因素。
2. 由实验结果分析与讨论乙二胺、烟酰胺对茶碱助溶的可能机理。

药物的增溶与助溶

（刘卫平　李海刚　长沙医学院）

实验四
流体流变学性质的测定

一、实验目的

1. 掌握流变曲线的测定原理和方法。
2. 掌握流体黏度的测定原理和方法。
3. 熟悉牛顿流体的定义和特点。
4. 熟悉非牛顿流体的分类、流变曲线的特点和黏度变化规律。

二、实验原理

物质在外力作用下的变形和流动性质，称为流变性。流体在外力的作用下质点间相对运动而产生的阻力，称为黏性（viscosity）。根据流变形式的不同，通常把流体分为两类：一类是遵循牛顿黏性定律的牛顿流体；另一类是不遵循牛顿黏性定律的非牛顿流体。牛顿黏性定律在 1687 年由牛顿提出，即液体在层流条件下的剪切应力与剪切速率成正比。

$$S \propto \eta \cdot D \tag{4-1}$$

式（4-1）中，S 为剪切应力，D 为剪切速率，η 为黏度系数（简称黏度）。

黏度是液体制剂最重要的流变学特性。一定温度下，牛顿流体的黏度为一常数，它只是温度的函数，随温度升高而减小。多数低分子化合物的纯液体稀溶液或高分子稀溶液都属于牛顿流体，如水、甘油、糖浆等。把剪切速率随剪切应力而变化绘制的曲线称为流变曲线。牛顿流体的流变曲线中剪切速率与剪切应力呈直线关系，且通过原点，可以用一点的黏度绘制流变曲线，如图 4-1（a）所示。测定牛顿流体黏度常用的仪器有毛细管黏度计（平式黏度计和乌式黏度计）和落球黏度计。

　　非牛顿流体不符合剪切应力和剪切速率成正比的关系，其黏度不是一个常数，是剪切速率的函数，通常称为表观黏度(η^a)，随剪切速率的变化而变化。实际中大多数液体不符合牛顿黏性定律，如混悬液、乳剂、糊剂、软膏及凝胶剂等，均属于非牛顿流体。非牛顿流体的流变曲线多为曲线，且有的不通过原点，因此剪切速率和对应的剪切应力须测定后才能绘制出流变曲线。按流变曲线的类型不同，可分为塑性流体、假塑性流体、胀性流体和触变流体，如图4-1(b)~(e)所示。旋转式黏度计可用于牛顿流体动力黏度或非牛顿流体动力黏度的测定。

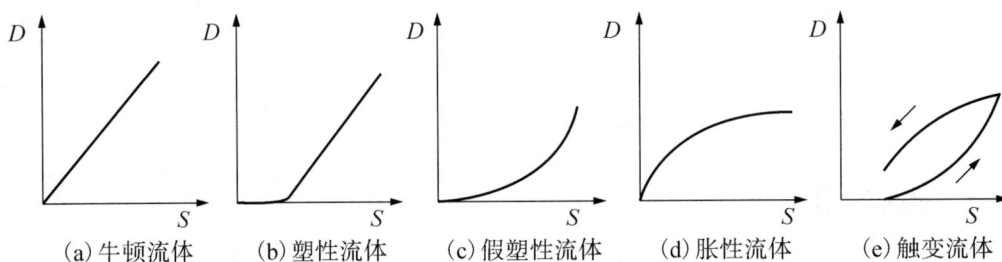

(a)牛顿流体　　(b)塑性流体　　(c)假塑性流体　　(d)胀性流体　　(e)触变流体

图4-1　不同流体的流变曲线特征

　　流变学性质的测定原理就是求出物体流动的速度与引起流动所需的力之间的关系。流变学在药剂学中对于混悬剂、乳剂、胶体溶液、软膏剂和栓剂等的处方设计、质量评价及制备工艺的确定都具有重要的指导意义。

三、实验材料与仪器

1.实验材料　甘油、羧甲基纤维素钠、淀粉、蒸馏水等。
2.实验仪器　电子天平、流变仪等。

四、实验内容

1.甘油流变曲线的测定
(1)流变仪开机。
(2)仪器校准及测量头的安装。
(3)样品测定：取适量样品放至夹具中心，进行流动测试，测试完成后移除样品。
(4)仪器关机。

（5）数据分析：绘制流变学曲线，计算黏度等流变学参数。

2. 不同浓度羧甲基纤维素钠水溶液流变曲线的测定

（1）分别称取羧甲基纤维素钠 0.5 g、1.0 g、3.0 g 至 100 mL 烧杯中，分别加水溶解并稀释至 100 mL，搅匀，制备浓度分别为 0.5%、1.0% 和 3.0% 的羧甲基纤维素钠水溶液。

（2）样品测定：取适量不同浓度的羧甲基纤维素钠水溶液样品，进行流动测试，其他步骤同本章"甘油流变曲线的测定"。

（3）数据分析：绘制流变学曲线，计算黏度等流变学参数。

3. 40%~50%淀粉混悬液流变曲线的测定

（1）配制 40%~50% 的淀粉混悬液。

（2）样品测定：取适量淀粉混悬液样品，进行流动测试，其他步骤同前甘油流变曲线的测定方法。

（3）数据分析：绘制流变学曲线，计算黏度等流变学参数。

五、实验结果与讨论

1. 根据甘油的流变曲线，判断甘油是何种流体？写出甘油的流变学方程式，求出甘油的黏度。

2. 根据不同浓度羧甲基纤维素钠水溶液的流变曲线，判断溶液是何种流体？写出其流变学方程。

3. 根据淀粉混悬液的流变曲线，判断此液体是何种流体？写出其流变学方程。

六、操作注意事项

1. 为保证气流稳定，一般应在实验前半小时打开空压机和过滤器。
2. 仪器磁力轴承在主机电源开启前没有磁力，此时轴承不能转动。
3. 在轴承保护盖卸下且气体供应中断或压力不足等情况下，切勿旋动轴承，以免损坏轴承。
4. 流变仪在进行样品测定前，需要正确选择合适的测试夹具。

七、思考题

1. 简述流变学性质在药物制剂处方设计中的指导作用？
2. 思考牛顿流体、塑性流体、假塑性流体、胀性流体各自的特点。

【知识拓展】

流变学是介于物理、化学、生物和医学之间的一门交叉学科，最初主要用于工业材料与地质材料研究，用于制剂方面的研究近年来才得到重视。流变学理论在混悬剂、乳剂、软膏剂、凝胶剂、栓剂等药物制剂及新型药物递送系统中应用广泛，而且对药剂学中的剂型设计、处方组成、制备工艺、质量评价等都具有重要的指导意义。一些药物制剂的流变参数与药物生物利用度、药效之间具有相关性。流变学的应用渗透到了药物制剂生产的每一道工序中，如充填、混合、包装等。

药物的实际应用也离不开流变学的指导，如软膏从管状包装中的可挤出性，注射剂的通针性、应用部位的滞留性等均可用流变学的原理解释。流变学性质的研究有利于控制制剂质量，还可以为制剂的处方组成、制备工艺、设备选择、贮存稳定性、包装材料等提供有关依据。事实上，多数药物制剂存在复杂的多分散体系，其流变学性质较复杂，并受到很多因素的影响。随着半固体及液体黏度测定准确性的提高，一些药物制剂的流变学参数与药物生物利用度、药效之间的相关性逐步建立，流变学原理的应用日益扩大。

1. 药物制剂的流变学性质

由于流变学特性常常与药品的质量、药理作用和稳定性密切相关，因而控制流变学特性是药物制剂处方设计和制备的关键。药物制剂的流变学特性主要有黏性、弹性、硬度、黏弹性、屈服值和触变性等，通过测定这些参数从而达到有效控制制剂质量的目的。

例如，乳剂属于热力学不稳定体系，内相的液滴自然倾向于聚结，导致分层。通过控制外相流变学特性是使乳剂稳定的一种方法。通常应用流变添加剂增加外相的黏度，使外相具有一定的屈服值，进而保证乳剂稳定。

例如，软膏剂、凝胶剂等半固体制剂的可挤出性，对于患者的用药依从性具有重要影响。当产品从软管挤出时，遇到的阻力过大或过小均不合适，应当轻轻挤压以保持药物缓慢的流出。采用具有触变性的体系，就能解决黏度方面的问题。当软膏被挤压，所施的剪切应力能破坏原有的结构，黏度变小，容易流动；当挤压停止，触变体系的结构又重新建立，恢复原有的黏度。

2. 药物的流变学性质对生产工艺的影响

一般而言，牛顿流体型液体制剂(如溶液剂、溶液型注射剂等)较容易完成由小试放大至规模生产，而非牛顿流体生产工艺放大有一定难度。例如，在软膏剂的生产放大过程中，中试研究很有必要，因为生产上使用的设备与实验室所用设备的差别很大，并且制备过程中温度的变化也可影响软膏剂的流变学特性，所以必须对搅拌速度和温度等参数进行调节。

产品特性与剪切应力和时间有关，同时剪切后复原需要时间、工艺过程中使用的设备施加机械功(即剪切作用)的强度和经历时间的改变都会引起产品黏度的明显改变。混合黏性较大的物质需要更多的能量，当对其适当地加热，黏性会降低，这可以减少混合的时间，并提高混合均匀性。

3. 心理流变学

药物制剂除了有药剂学和药理学评价指标之外，一些外用制剂必须满足外观、涂展性、颜色、气味及其他患者心理上或感觉上能够接受的特性要求。有研究者根据软膏剂的流变学性质，将其分为三类：第一类产品较柔软，主要用于眼部；第二类产品包括中等稠度的一般性药用软膏；第三类产品包括用于渗出性糜烂性皮炎等的保护性产品。

（柳文洁　中南大学）

实验五

粉体粒径与粒度分布的测定

一、实验目的

1. 掌握粉体粒径的表示方法。
2. 掌握显微镜法和筛分法测定粉体粒径及粒度分布。
3. 了解各种粒径的测定方法。

二、实验原理

常态下以较细的粉粒状态存在的物料,简称粉体。它是由无数个固体粒子组成的集合体。制药行业中常用粉体的粒径范围为 1 μm ~ 10 mm。粒子的大小影响了粉体的其他性质,它可用粒子的直径表示,称为粒径。球形颗粒的直径、立方形颗粒的边长等规则粒子的特征长度可直接表示粒子的大小。但由于粉体粒子的形状千差万别,各个方向上的长度不同,很难像球或立方体用它们的特征长度表示其大小。因此不规则粒子的大小可用多种方式表示,概括起来有两大类:①显微镜下直接测得的几何尺寸;②以不同物理量置换的相当径。

(一)粉体粒径的表示方法

粉体粒径通常可用几何学粒径、筛分径和沉降速度相当径等表示。

1. 几何学粒径

几何学粒径是根据几何学尺寸与物理量定义的粒径。

(1)三轴径:在粒子的平面投影图上测定长径 l、短径 b,在投影平面的垂直方向测定

粒子的厚度 h，以此表示粒子的长轴径、短轴径和厚度。三轴径反映粒子的实际尺寸。

（2）定方向径（投影径）：由所有粒子按同一方向测量得到，常见的有以下几种。

定方向接线径（feret diameter, green diameter）：即一定方向的平行线将粒子的投影面外接时，平行线间的距离。

定方向最大径（krummbein diameter）：即在一定方向上分割粒子投影面的最大长度。

定方向等分径（martin diameter）：即一定方向的线将粒子的投影面积等份分割时的长度。

（3）其他：投影面积圆等价径（heywood diameter）、等体积（球）相当径（equivalent volume diameter）、等表面积（球）相当径（equivalent surface diameter）等。

2. 筛分径（sieving diameter）

当粒子通过粗筛网且被截留在细筛网时，粗、细筛孔直径的算术平均值或几何平均值称为筛分径，即细孔通过相当径。当颗粒通过粗筛网（直径 a）并截留在细筛网（直径 b）时，粒径的表示方式是 $(-a, +b)$，即粒径小于 a 且大于 b；也可用粗、细筛孔的算术平均直径 $D_A = \dfrac{a+b}{2}$ 或几何平均直径 $D_A = \sqrt{ab}$ 表示。例如，将某粉体的粒度表示为 $(-1000, +900)\ \mu m$ 时，表明该群粒子小于 1000 μm 且大于 900 μm，其算术平均直径 D_A 为 950 μm。

3. 沉降速度相当径（settling velocity diameter）

颗粒在液相中具有相同沉降速度的球直径表示沉降速度相当径，常用于测定混悬剂的粒径，可用 Stokes 方程求得，亦称 Stokes 径，也叫有效径（effective diameter）。

（二）粒度分布的测定

大部分粉体由粒度不等的颗粒组成，粒度分布（particle size distribution）通常是指某一粒径或某一粒径范围的颗粒在整个粉体中占多大的比例，即粒径与所对应的粒子量之间的关系。一般在测定某粒径范围的粒子个数或质量的基础上统计出其粒径分布，可用简单的表格、绘图或函数形式表示。值得注意的是，测量基准不同或粒径的表示方法不同，粉体的粒度分布也不同，因此在表示粒径分布时必须注明其测量基准和所表示的粒径，如以数量基准的体积等价径或以重量基准的筛分径等。

粒度分布包括频率分布（frequency size distribution）和累积分布（cumulative size distribution），如图 5-1 所示。将粒度范围宽的物料均匀分成粒度范围窄的若干级别，称粒级，并计算出平均值 D_i，随后按照数量基准或重量基准，计算出各粒级颗粒占颗粒总量的百分数，即频率 f_i。在平面直角坐标系中，以粒级为横轴，频率为纵轴，绘制小矩形，矩形的高代表该粒级对应的频率，得到频率分布直方图，连接每个矩形顶边中点，绘制一光滑曲线，即为该颗粒群的频率分布曲线或密度函数曲线。在频率分布图中峰值所对应的粒径为众数径（mode diameter）。如果用小于（或大于）某一粒径的颗粒在全部颗粒中所占的百分数为纵坐标来作图，则可得累积分布曲线。在累积分布图中 50% 量对应的粒径为中位径（medium diameter，D_{50}）或平均粒径。

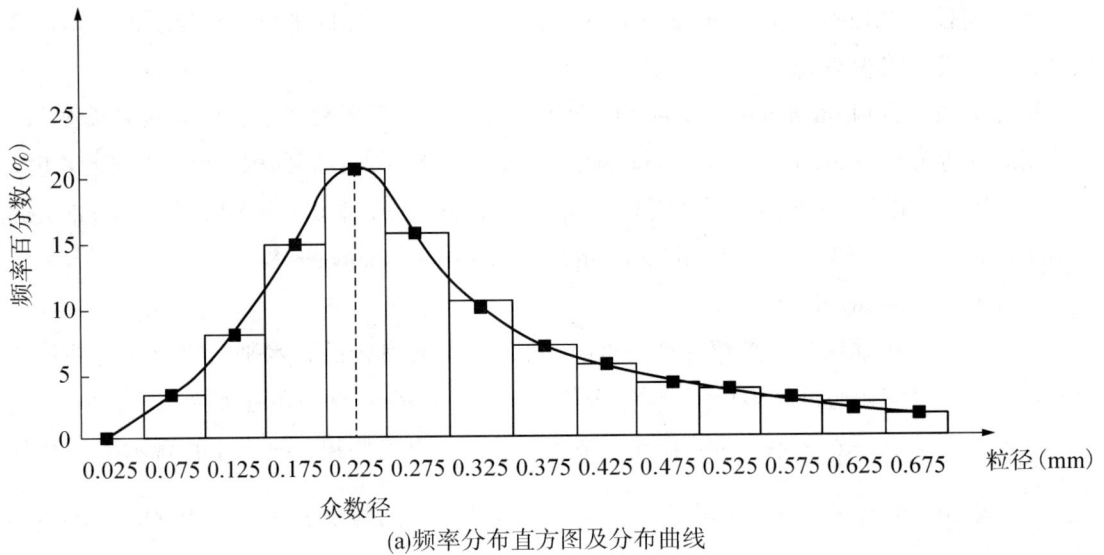

(a)频率分布直方图及分布曲线

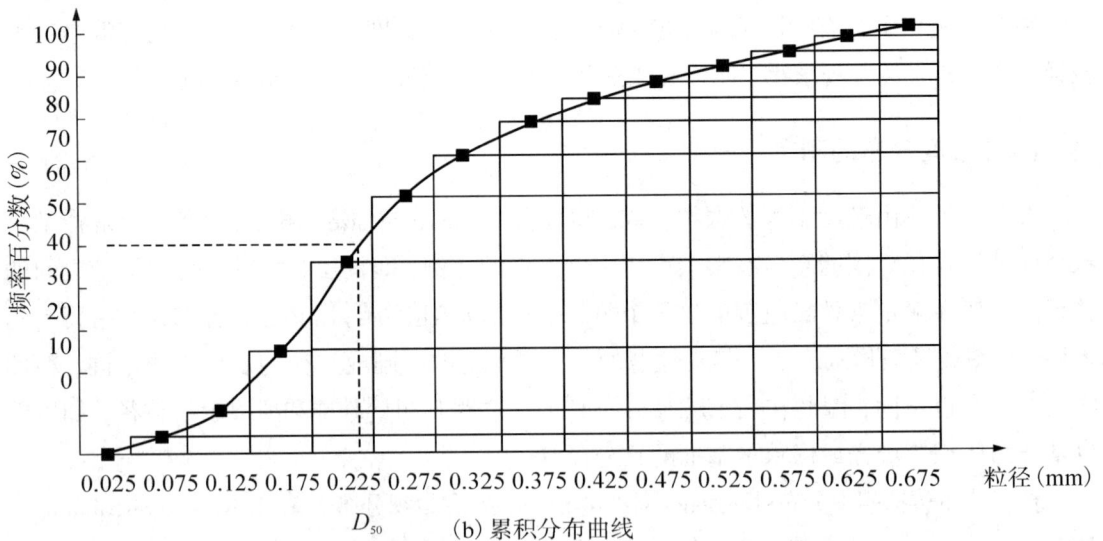

(b) 累积分布曲线

图 5-1　粒度分布示意图

（三）粉体粒径及粒度分布的测定方法

粉体粒径及粒度分布基于不同的原理有多种测定方法。在《中华人民共和国药典》（2020 年版）中描述了显微法、筛分法和激光散射法。除此之外，沉降法、库尔特计数法、气体透过法等方法也可用于粒径的表征测定（见本章"知识拓展"）。本次实验主要采用显微法和筛分法对粉体的粒径和粒度分布进行测定。

1. 显微法

显微法是通过光学显微镜对颗粒进行直接观察，一般是对平面进行观察，即观察颗粒在平面的投影。其优点在于可以直接观察颗粒的形貌，准确地得到球型度、长径比等特殊数据。但该方法代表性差、操作复杂、速度慢，不宜分析粒度范围宽的样品。

2. 筛分法

筛分法是选择一系列不同筛孔直径的标准筛，按照孔径从小到大依次摞起，在最大孔径的筛网中加入样品，振荡筛网。由于重力的作用，不同粒径范围的颗粒会分布在不同的筛网中，测定各个筛网中颗粒的含量，从而得到粒径分布。该法成本低、使用容易，但在样品用量、准确度和重复性等方面有较大的缺点。

3. 激光散射法

单色光束照射到颗粒供试品后即发生散射现象，由于散射光的能量分布与颗粒的大小有关，通过测量散射光的能量分布（散射角），依据米氏散射理论和弗朗霍夫近似理论，即可计算出颗粒的粒度分布。本法的测量范围可达 $0.02 \sim 3500\ \mu m$，所用仪器为激光散射粒度分布仪。该法样品用量小、测定方便、快速、重现性较高，在工业界越来越受到重视。但其不宜测量粒度分布很窄的样品，分辨率相对较低。

三、实验材料与仪器

1. 实验材料　细粒（原料药结晶、制粒产品均可）建议粒度范围在 $100 \sim 500\ \mu m$。
2. 实验仪器　显微镜、标准分样筛一套、天平。

四、实验内容

1. 显微镜法测定粒径与粒度分布

将粉体均匀放在显微镜的载玻片上，观察定方向接线径（feret 径），并记录 200 个以上粒子的粒径，按粒径大小分类为数个组。绘制以数量为基准的频率直方图和累积分布图，求出中位径（D_{50}）。

2. 筛分法测定粒度分布及中位径

将标准筛按大小顺序从上到下排列，固定好。采用筛分法将 50 g 左右制粒置于最上面的筛中，振荡 1 min。称量各级筛中截留的颗粒重量。绘制以重量为基准的频率直方图和累积分布图,求出中位径(D_{50})。

五、实验结果与讨论

1. 显微镜法

(1)将测得的 feret 径进行分级,计各级粒径范围的粒子数,填入表 5-1。

表 5-1　不同粒径范围的粒子个数

粒径范围/μm	个数	频率/%	累积/%
......			

(2)绘制频率直方图和累积分布图,连接各方块的中点绘制分布曲线,从累积分布图上求出中位径(D_{50})。

2. 筛分法

(1)将各级筛子上的粒子称重,按从小到大级别填入表 5-2。

表 5-2　不同粒径范围的粒子质量

粒径范围/μm	质量/g	频率/%	筛下累积/%
......			

(2)绘制频率直方图和累积分布图,连接各方块的中点绘制分布曲线,从累积分布图上求出中位径(D_{50})。

六、操作注意事项

1. 注意显微镜的正确使用。

2. 测定粉体粒径时，取样应有代表性，粉末样品量一般小于 5 g，密度大（如金属样品等）、颗粒粗的样品不少于 10 g。

七、思考题

1. 为什么用显微镜法测定粒径时采用定方向测粒子的长度？
2. 显微镜法可以测定几种粒径？
3. 平均粒径的表示方法有几种？请参考教科书。
4. 为什么采用筛分法测定粒度分布时需要振荡一定时间？

【知识拓展】

1. 显微镜法

生物显微镜是透光式光学显微镜的一种。用生物显微镜法检测粉末是一般材料实验室中通用的方法。虽然计算颗粒数目有限，粒度数据往往缺乏代表性，但它是唯一的对单个颗粒进行测量的粒度分析方法。此法还具有直观性，可以研究颗粒外表形态，因此为粒度分析的基本方法之一。

测试时首先将欲测粉末样品分散在载玻片上，并将载玻片置于显微镜载物台上。通过选择合适的物镜和目镜，配合调节焦距到粒子的轮廓清晰。粒径的大小用标定过的目镜测微尺度量，样品粒度的范围过宽时，可通过变换镜头放大倍数或配合筛分法进行。观测若干视场，当计数粒子足够多时，测量结果可反映粉末的粒度组成，进而计算粉末平均粒度。

2. 筛分法

筛分法是让粉体试样通过一系列不同筛孔的标准筛，将其分离成若干个粒级，分别称重，求得以质量分数表示的粒度分布。筛析法适用于 20 μm~100 mm 的粒度分布测量。如果采用电成形筛（微孔筛），其筛孔尺寸可小至 5 μm，甚至更小。

筛孔的大小习惯上用"目"表示，其含义是每英寸（25.4 mm）长度上筛孔的数目，也有用 1 cm 长度上的筛孔或 1 cm² 筛面上的筛孔表示的，还有的直接用筛孔的尺寸来表示。筛分法常使用标准套筛。泰勒标准筛制：泰勒筛制的分度是以 200 目筛孔尺寸 0.074 mm 为基准，乘以或除以主模数方根（1.141）的 n 次方（$n=1, 2, 3……$），得到较 200 目粗或细的筛孔尺寸。如果数 2 的四次方根（1.1892）的 n 次方去乘以或除以 0.074 mm，就可以得到分度更细的筛孔尺寸。目数就是每英寸筛上的孔数。目数越大，孔径越小。一般来说，目数×孔径（微米）= 15000。

筛分法有干法筛分与湿法筛分两种。测定粒度分布时,一般用干法筛分;试样含水较多、颗粒凝聚性较强时,则用湿法筛分(精度比干法筛分高)。特别是颗粒较细的物料,若允许与水混合时,最好使用湿法筛分。由于湿法筛分可避免很细的颗粒附着在筛孔上面堵塞筛孔,另外,湿法可不受物料温度和大气湿度的影响,可以改善操作条件,因此湿法筛分与干法筛分均被列为国家标准方法,用于测定颗粒的粗细程度。

筛分法一般分为手动筛分法、机械筛分法与空气喷射筛分法。手动筛分法和机械筛分法适用于测定大部分粒径大于 75 μm 的样品。对于粒径小于 75 μm 的样品,则应采用空气喷射筛分法或其他适宜的方法。筛分法使用的设备简单、操作方便。不过筛分结果受颗粒形状的影响较大,粒度分布的粒级较粗,测试下限超过 38 μm 时,筛分时间长,也容易堵塞。

3. 激光散射法

激光散射法的原理:光在传播中,波前受到与波长尺度相当的孔隙或颗粒的限制,以受限波前处各元波为源的发射在空间干涉而产生衍射和散射。衍射光能和散射光能的空间(角度)分布与光波波长、孔隙或颗粒的尺度有关。用激光作光源,光为波长一定的单色光后,衍射光能和散射光能的空间(角度)分布就只与粒径有关。对颗粒群的衍射,各颗粒级的多少决定着对应特定角获得的光能量的大小,各特定角光能量在总光能量中的比例反映着各颗粒级的分布丰度。因此,按此建立表征粒度级丰度与各特定角获取的光能量的数学物理模型,进而使用激光粒度分布仪,由特定角度测得的光能与总光能的对比推出颗粒群相应粒径级的丰度比例量。

4. 粒径

各种粒径的测定方法及其测定范围,如表5-3。

表 5-3　各种粒径的测定方法及其测定范围

测定方法	可测粒径	测定范围/μm
显微镜法	三轴径、定方向径、投影面积圆等价径	0.5 及以上
沉降法	有效径	0.5~100
筛分法	筛分径	45 及以上
库尔特计数法	等体积(球)相当径	1~600
气体透过法	等表面积(球)相当径	1~100
氮气吸附法	等表面积(球)相当径	0.03~1

5. 标准筛

《中华人民共和国药典》(2020 年版)推荐的标准筛规格,如表5-4。

表 5-4　《中华人民共和国药典》(2020 年版)标准筛规格表

筛号	一号筛	二号筛	三号筛	四号筛	五号筛	六号筛	七号筛	八号筛	九号筛
筛孔平均	2000	850	355	250	180	150	125	90	75
内径(μm)	±70	±29	±13	±9.9	±7.6	±6.6	±5.8	±4.6	±4.1

粉体粒径与粒度
分布的测定

（何雄　李海刚　长沙医学院）

实验六

粉体流动性的测定

一、实验目的

1.掌握休止角、堆密度、振实密度的测定方法。
2.掌握压缩度的测定及计算方法。
3.熟悉影响粉体流动性与可压性的因素。

二、实验原理

1.休止角的测定

休止角又称堆角，是粒子在粉体堆积层的自由斜面上滑动时受到重力和粒子间摩擦力的作用，当这些力达到平衡时处于静止状态，此时粉体堆积层的自由斜面与水平面所形成的最大角。常用的休止角的测定方法有倾斜角法、排出法、注入法等，如图6-1所示。休止角不仅可以直接测定，而且可以通过测定粉体层的高度和圆盘半径后计算而得，即 $\tan \theta =$ 高度/半径。休止角是检验粉体流动性好坏的最简便的方法。

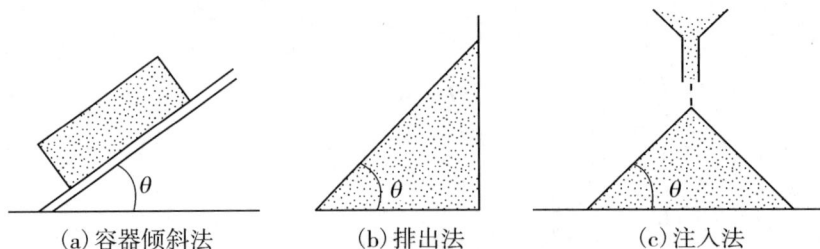

(a)容器倾斜法　　(b)排出法　　(c)注入法

图6-1　休止角的测定方法

休止角越小,说明摩擦力越小,流动性越好,一般认为休止角40°~50°可以满足生产中流动性的需要,大于50°很难满足生产要求。黏性粉体或粒径小于100 μm的粉体粒子间相互作用力较大而流动性差,相应地所测休止角也较大。

2.堆密度与振实密度的测定

堆密度是粉体样品自然充填规定容器中单位体积粉体的质量,单位一般以 g/mL 表示(国际单位为 kg/m³),也可以 g/cm³ 表示。堆密度测定值受样品的制备、处理和贮藏的影响,即与处置过程相关。颗粒的排列不同可导致堆密度在一定范围内变化,即便是轻微的排列变化都可能影响堆密度值。因此,堆密度测定结果重现性不高,报告堆密度时应注明测定条件。测定堆密度可通过测量过筛后一定质量粉末样品在量筒中的体积来确定(第一法),或使用专用的体积计进行测定(第二法),也可通过测定过筛后充满具有一定容积容器的粉末样品的质量(第三法)来确定。本次试验采用第三法。

振实密度是指粉末在振实状态下的填充密度。振实状态是将容器中的粉末样品在某一特定频率下,向下敲直到体积不再变化时粉体柱的状态。机械振动是通过上提量筒或量杯并使其在重力作用下自由下落一段固定的距离实现的。振实密度可以通过测定样品的振实体积(第一法和第二法)或测定样品在已知容积容器中振实后的质量(第三法)求得。本次试验采用第一法。

3.压缩度的测定

压缩度表示振动流动时粉体的流动性,可评价振动加料、振动筛、振动填充与振动流动等。压缩度的表示方法如下:

$$C=\frac{\rho_f-\rho_0}{\rho_f}\times100\%\qquad(6-1)$$

式(6-1)中,ρ_f 为振动最紧密度(振实密度),ρ_0 为振动最松密度(堆密度)。

实践证明,压缩度在20%以下时流动性较好,当压缩度达到40%~50%时粉体很难从容器中流出。

三、实验材料与仪器

1.实验材料 微晶纤维素粉末、微晶纤维素球形颗粒、乳糖、滑石粉、微粉硅胶、硬脂酸镁。

2.实验仪器 智能粉体综合特性测试仪1套、烧杯等。

四、实验内容

（一）休止角的测定

1. 测定内容

（1）分别称取微晶纤维素粉末和微晶纤维素球形颗粒 20 g，测定休止角，比较颗粒的不同形状与大小对休止角的影响。

（2）称取微晶纤维素粉末（或乳糖）15 g，共 3 份，分别向其中加入 1% 的滑石粉、微粉硅胶、硬脂酸镁，均匀混合后分别测定休止角，比较不同润滑剂的助流作用。

（3）称取微晶纤维素粉末 75 g，分成 5 份，分别向其中加入 0.2%、1%、2%、5%、10% 的滑石粉，均匀混合后分别测定其休止角，比较助流剂的量对流动性的影响。以休止角为纵坐标，以加入量为横坐标，绘制曲线。

2. 测定方法

将待测物料通过样品勺缓慢地加到仪器上端的筛网上，样品通过筛网经出料口落到休止角平台上，逐渐形成圆锥体。当样品在平台形成对称的圆锥体，且平台周围都有粉末落下时，停止加料，操作电脑上的控制软件测试休止角。

（二）堆密度、振实密度及压缩度的测定

1. 测定内容

取微晶纤维素粉末、微晶纤维素球形颗粒和淀粉各 100 g，按照《中华人民共和国药典》（2020 年版）四部 0993 项，堆密度测定第三法和振实密度测定第一法进行测定。

2. 操作方法

仪器的测定装置为一个容积固定的圆柱体不锈钢量杯。测定时取过量的待测样品（必要时，采用应过孔径为 1.0 mm 的筛网，使在贮藏中形成的块状物充分分散），自由流入已知容积和质量的不锈钢量杯直至溢出；以接触并垂直于样品接收杯顶部的刮刀小心刮平杯顶，应避免压紧或刮出杯内粉末，并清除附着在量杯外壁的粉末；精密称定不锈钢量杯的质量，以及量杯与杯内样品的总质量，按下式计算堆密度。

$$\rho_0 = (M_1 - M_0)/V_0 \tag{6-2}$$

式（6-2）中，ρ_0 为固定体积法堆密度（g/mL），M_1 为不锈钢量杯和杯内样品的总质量（g），M_0 为不锈钢量杯的质量（g），V_0 为不锈钢量杯的容积（mL）。

取同一批样品 3 份，平行测定，记录读数，以平均值作为测定结果。

在测定堆密度后，置于固定质量法测定振实密度装置上，如图 6-2 所示，分别振实 10、500 和 1250 次，记录对应的体积 V_{10}、V_{500}、V_{1250}，并精确至最小刻度。若 V_{500} 与 V_{1250} 之差小于 2 mL，取 V_{1250} 作为振实体积；若 V_{500} 与 V_{1250} 之差大于 2 mL，则增加振实次数直至两次连续记录的体积之差小于 2 mL。经过验证，如可行，应尽可能选择少振实次数。按公式 $\rho_f = m/V_F$ 计算振实密度（g/mL），式中 V_F 为振实体积。若无法使用 100 g 的待测粉末样品进行测定，可降低粉末取样量，采用质量为（130±16）g 的 100 mL 量筒，固定在质量为（240±12）g 的托架上，同法操作。取同一批样品 3 份，平行测定，记录读数，以平均值作为测定结果。结果报告中应说明测定条件。

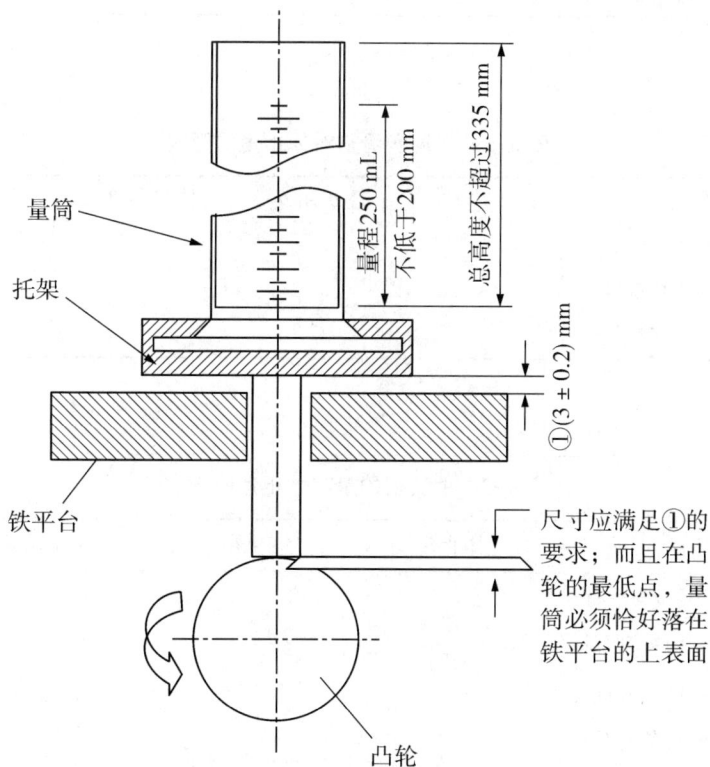

图 6-2　固定质量法测定振实密度装置示意图

3. 计算

将所测数值代入堆密度、振实密度及压缩度计算公式，完成计算，并给出相应的评价。

五、实验结果与讨论

1. 休止角的测定结果与讨论

表 6-1　不同颗粒的形状与大小对休止角的影响

测定项目	休止角 θ_1	休止角 θ_2	休止角 θ_3	平均值	备注
微晶纤维素粉末					
微晶纤维素球形颗粒					

结论：_____。

表 6-2　不同润滑剂对休止角的影响

测定项目	休止角 θ_1	休止角 θ_2	休止角 θ_3	平均值	备注
微晶纤维素粉末+滑石粉					
微晶纤维素粉末+微粉硅胶					
微晶纤维素粉末+硬脂酸镁					

结论：_____。

表 6-3　助流剂的量对休止角的影响

测定项目	休止角 θ_1	休止角 θ_2	休止角 θ_3	平均值
微晶纤维素粉末+0.2%滑石粉				
微晶纤维素粉末+1%滑石粉				
微晶纤维素粉末+2%滑石粉				
微晶纤维素粉末+5%滑石粉				
微晶纤维素粉末+10%滑石粉				

根据表 6-3 的数据，绘制助流剂的量对流动性影响的曲线图，要求以休止角为纵坐标，以加入助流剂的量为横坐标。

2.堆密度、振实密度及压缩度的测定结果

表 6-4　堆密度、振实密度及压缩度的测定结果

测定项目	堆密度/($g \cdot mL^{-1}$)			振实密度/($g \cdot mL^{-1}$)			压缩度		
测定次数	1	2	3	1	2	3	1	2	3
微晶纤维素粉末									
微晶纤维素球形颗粒									
淀粉									

六、操作注意事项

1.休止角不是粉体固有的性质，影响测定的因素较多，如圆盘直径 D、漏斗出口距圆盘的高度 H、粉体注入速度和注入方法等。测定过程中，当粉末流下时，应小心移动漏斗，避免振动。另外，为了防止粉体漏出过程中产生冲力，漏斗口到粉堆间距离保持在 2~4 cm。

2.堆密度测定时，要求所测得粉末应过孔径为 1.0 mm 的筛网，过筛操作应轻缓，以避免改变粉末的性质。

3.堆密度测定中若 100 g 样品的表观体积在 150~250 mL，可选择容积为 250 mL(最小刻度为 2 mL)的刻度量筒；若样品密度过低或过高，使 100 g 样品的表观体积大于 250 mL 或小于 150 mL，则应选择其他样品进行试验，使其表观体积在 150~250 mL。若 100 g 粉末的表观体积在 50~100 mL，可选择容积为 100 mL(最小刻度为 1 mL)的刻度量筒。

七、思考题

1.为什么粉体颗粒的大小和形状影响粉体的流动性？
2.堆密度、振实密度及压缩度三者之间的关系，以及在压片时相关参数的意义。

【知识拓展】

在药物制剂生产中，固体原料药、添加剂、药用赋形剂，以及散剂、颗粒剂、胶囊剂、片剂、注射用无菌粉体等都属于医药粉体的范畴。医药粉体的储藏、排出、供给、搬运、搅拌、填充、分散等粉体操作的各个环节都受粉体流动性的影响。日本粉体工业技术协会的调查报告显示，粉体的运送、供给等粉体操作环节中出现的问题约占药物制剂所有问题的

70%，其中粉体不能自由流动和从储藏容器流出时的偏析、偏流等约占总问题的 55%。由此可知，粉体的流动性是固体制剂制备过程中必须考虑的重要因素，它不仅影响制剂正常的生产过程，而且影响制剂产品的质量。自由流动性好的粉体可以顺利地从供料斗流到压片设备，有利于保持均一的片重和药物含量。若粉体流动性不好，高速压片时则容易导致裂片、叠片等现象。

粉体流动性的测定

（王建芬　湖南化工职业技术学院）

实验七

粉体吸湿性和吸湿速度的测定

一、实验目的

1.掌握空气的相对湿度和药物临界相对湿度的概念。
2.掌握水溶性药物和水不溶性药物及其混合物的吸湿特性。
3.熟悉吸湿平衡曲线的绘制方法和临界相对湿度的测定方法。
4.了解粉体吸湿性特征在药物制剂设计中的应用。

二、实验原理

吸湿性(moisture absorption)是在固体表面吸附水分的现象。将药物粉末置于湿度较大的空气中时容易发生不同程度的吸湿现象，以至于药物粉末的流动性下降、固结、润湿、液化等，甚至促进化学反应而降低药物的稳定性。因此防湿是药物制剂中的一个重要研究方向。

粉体的吸湿性与空气状态有关。空气的相对湿度(relative humility，RH)是空气中水蒸气分压与同温度下饱和空气水蒸气分压之比，是反映空气状态的重要参数。通常空气的RH在0~100%。如图7-1所示，图中的p表示空气中的水蒸气分压，p_w表示物料表面产生的水蒸气分压。当$p>p_w$时，发生吸湿(吸潮)；$p<p_w$时，发生干燥(风干)；$p=p_w$时，吸湿与干燥达到动态平衡，此时的水分称平衡水分。平衡水分与物料的性质及空气状态有关，不同药物的平衡水分随空气状态的变化而变化。

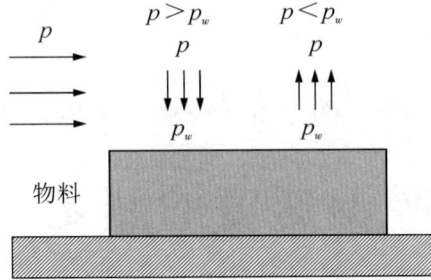

图 7-1 物料的吸湿与风干示意图

粉体的吸湿性可用吸湿平衡曲线来表示，若将粉体在不同 RH 下的平衡吸湿量对 RH 作图，即得吸湿平衡曲线，可反映粉体的吸湿性。原料药及其他辅料粉体的吸湿性主要取决于粉体自身的性质。

1. 水溶性药物的吸湿性

水溶性药物的粉末在较低的相对湿度环境中其平衡水分含量较低，不吸湿，但当空气中的相对湿度达到某一定值时，吸湿量急剧增加，如图 7-2 所示，此时的相对湿度为物料的临界相对湿度（critical relative humidity，CRH）。CRH 是水溶性药物的固有特征，是衡量药物吸湿性大小的重要指标。CRH 越小则越易吸湿；反之，则不易吸湿。

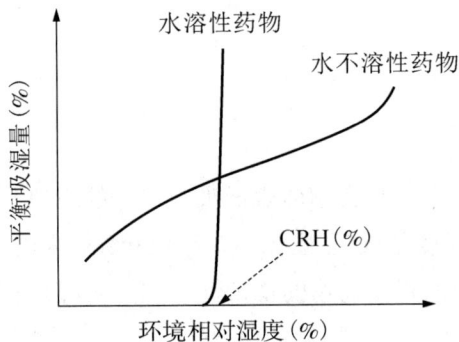

图 7-2 不同性质药物的吸湿平衡曲线特点

在药物制剂的处方中多数为两种或两种以上的药物或辅料的混合物。水溶性药物混合物的 CRH 可根据 Elder 方程计算，即水溶性药物混合物的 CRH 约等于各成分 CRH 的乘积，而与各成分的量无关。使用 Elder 方程的条件是各成分之间不发生相互作用，因此含共同离子或在水溶液中形成复合物的体系不适用此方程。Elder 方程如下：

$$CRH_{ab} = CRH_a \times CRH_b \tag{7-1}$$

式（7-1）中，CRH_{ab} 为 a 与 b 物质混合后的临界相对湿度，CRH_a 为 a 物质的临界相对湿度，

CRH_b 为 b 物质的临界相对湿度。从上式可知，水溶性药物混合物的 CRH_{ab} 比其中任何一种物质的 CRH 都低，更易于吸湿。

测定 CRH 有以下意义：①CRH 可作为药物吸湿性指标，一般 CRH 越大，越不易吸湿；②为生产、贮藏的环境提供参考，应将环境空气的 RH 控制在物料的 CRH 之下，以防吸湿；③为选择防湿性辅料提供参考，一般应选择 CRH 大的物料作辅料。

2. 水不溶性药物的吸湿性

水不溶性药物的吸湿性在相对湿度变化时只发生缓慢的变化，没有临界点。由于平衡水分吸附在固体表面，相当于水分的等温吸附曲线。水不溶性药物混合物的吸湿性具有加和性，即水不溶性药物混合物的 CRH 等于各成分 CRH 之和。

$$CRH_{ab} = CRH_a + CRH_b \qquad (7-2)$$

3. 粉体的吸湿性实验

粉体的吸湿性实验一般在自动恒温恒湿设备中进行，也可将适宜的饱和无机盐溶液放置在一定温度的密闭环境中形成湿度环境。例如，在 25℃时，饱和氧化镁溶液所形成的相对湿度为 32.8%，饱和氯化钠溶液所形成的相对湿度为 75.3%。以样品的平衡吸湿量对各个相对湿度作图，在曲线斜率急剧变化处即可得到该样品的 CRH。样品测定时，通常取已精密称重的称量瓶（m_1），加药后精密称重（m_2），吸湿后精密称重（m_3），求出增加的重量（m_3-m_2），即得平衡吸湿量。可根据下式求出平衡含水量（%，g/g）。

$$平衡含水量（\%）= (m_3-m_2)/(m_3-m_1) \times 100\% \qquad (7-3)$$

三、实验材料与仪器

1. 实验材料　葡萄糖、果糖、淀粉、微晶纤维素、氢氧化钠等。
2. 实验仪器　烘箱、恒温箱、干燥器、分析天平、称量瓶等。

四、实验内容

1. 水溶性药物及其混合物的吸湿平衡曲线及临界相对湿度的测定

（1）用氢氧化钠配制相对湿度分别为 25%、35%、45%、55%、65%、75%、85%、95% 的溶液，分别置于一系列干燥器内，于（25±1）℃恒温箱中平衡至少 24 h。

（2）分别称取约 5 g 的葡萄糖、果糖、葡萄糖-果糖混合物（2∶1），在 40℃烘箱中干燥 2 h。

（3）取适量干燥后的样品，分别放入已称重的带盖称量瓶（m_1）中，轻轻平铺，使样品厚度约 3 mm，盖好瓶盖，精密称重（m_2），打开瓶盖，放入已调好湿度的干燥器内。恒温恒湿放置 24 h，使样品中的水分与空气相对湿度达到平衡。

（4）取出称量瓶，盖好瓶盖，精密称重（m_3），计算增加的重量（m_3-m_2），即平衡吸湿量，并根据式（7-3）求出平衡含水量。

（5）以相对湿度为横坐标，以相应平衡含水量为纵坐标作图，即得测试样品的吸湿平衡曲线。在吸湿平衡曲线上，曲线斜率急剧变化时的相对湿度即为该样品的临界相对湿度。

2. 水不溶性药物及其混合物的吸湿平衡曲线的测定

（1）用氢氧化钠配制相对湿度分别为 25%、35%、45%、55%、65%、75%、85%、95% 的溶液，分别置于一系列干燥器内，于（25±1）℃恒温箱中平衡至少 24 h。

（2）分别称取约 5 g 的微晶纤维素、淀粉、微晶纤维素-淀粉混合物（2:1），在 40℃烘箱中干燥 2 h。

（3）取适量干燥后的样品，分别放入已称重的带盖称量瓶（m_1）中，轻轻平铺，使样品厚度约 3 mm，盖好瓶盖，精密称重（m_2），打开瓶盖，放入已调好湿度的干燥器内。恒温恒湿放置 24 h，使样品中的水分与空气相对湿度达到平衡。

（4）取出称量瓶，盖好瓶盖，精密称重（m_3），计算增加的重量（m_3-m_2），即平衡吸湿量，并根据式（7-3）求出平衡含水量。

（5）以相对湿度为横坐标，以相应平衡含水量为纵坐标作图，即得测试样品的吸湿平衡曲线。

五、实验结果与讨论

1. 水溶性药物及其混合物的吸湿性实验测定结果

将不同相对湿度下，葡萄糖、果糖及葡萄糖-果糖混合物的平衡含水量测定结果分别填入表 7-1，并根据数据绘制各样品的吸湿平衡曲线，分析不同粉体的临界相对湿度。

表 7-1　水溶性药物在不同相对湿度下的平衡含水量

相对湿度/%	25	35	45	55	65	75	85	95
葡萄糖								
果糖								
葡萄糖-果糖								

2. 水不溶性药物及其混合物的吸湿性实验测定结果

将不同相对湿度下，微晶纤维素、淀粉及微晶纤维素–淀粉混合物的平衡含水量测定结果分别填入表7-2，并根据数据绘制各样品的吸湿平衡曲线。

表7-2　水不溶性药物在不同相对湿度下的平衡含水量

相对湿度/%	25	35	45	55	65	75	85	95
微晶纤维素								
淀粉								
微晶纤维素–淀粉								

六、操作注意事项

1. 放入称量瓶的样品不宜过厚，以便物料与空气充分接触，达到平衡。

2. 物料中的水分与放置环境之间的平衡需要一定时间，物料不同，平衡所需时间不同，有时甚至需要数天。在给定的相对湿度下增重（或减重）不变时为平衡状态。本实验依据药物的引湿性试验指导原则，将样品恒温恒湿放置24 h。

3. 将干燥后的样品视为绝干物料，在一定相对湿度下，达到平衡时的增重即为平衡吸湿量。平衡含水量是增重量除以样品吸湿后的总重（绝干物料重量+平衡吸湿量）。称重时应尽量快速，以免样品在称重过程中吸湿或风干，影响实验结果。

4. 配制不同相对湿度的溶液，可根据实际情况选择不同的化合物，具体情况如表7-3和表7-4。

表7-3　产生各种相对湿度所需硫酸、氢氧化钠、氯化钙在水中的浓度（25℃）

相对湿度/%	H_2SO_4（无水物重量）/%	NaOH（无水物重量）/%	$CaCl_2$（无水物重量）/%
100	0.0	0.0	0.0
95	11.02	5.54	9.33
90	17.91	9.83	14.95
85	22.88	13.32	19.03
80	26.79	16.10	22.25
75	30.14	18.60	24.95
70	33.09	20.80	27.40
65	35.80	22.80	29.64

续表7-3

相对湿度/%	H$_2$SO$_4$（无水物重量）/%	NaOH（无水物重量）/%	CaCl$_2$（无水物重量）/%
60	38.35	24.66	31.73
55	40.75	24.62	33.71
50	43.10	28.16	35.64
45	45.41	29.86	37.61
40	47.71	31.58	39.62
35	50.04	33.38	41.83
30	52.45	35.29	44.36
25	55.01	37.45	/

表7-4　一些饱和盐溶液在不同温度下产生的相对湿度

盐饱和溶液	25℃/%	37℃/%	40℃/%
K$_2$Cr$_2$O$_7$	98.00	/	/
KNO$_3$	92.48	91.0	/
BaCl$_2$·2H$_2$O	90.19	/	/
KCl	84.26	/	81.7
KBr	80.71	81.0	79.6
NaCl	75.28	75.0	74.7
NaNO$_3$	73.79	/	71.5
NaNO$_2$	64.00	62.0	61.5
NaBr·2H$_2$O	57.00	/	52.4
Mg(NO$_3$)$_2$·6H$_2$O	52.86	51.0	/
LiNO$_3$·3H$_2$O	47.06	/	/
K$_2$CO$_2$·2H$_2$O	42.76	41.0	/
MgCl$_2$·6H$_2$O	33.00	31.0	/
CH$_3$COOK·1.5H$_2$O	22.45	23.0	/
LiCl·H$_2$O	11.05	11.0	/

七、思考题

1. 相对湿度和临界相对湿度的区别是什么？

2. 为什么临界相对湿度是水溶性药物的固有特征？

3. 测定吸湿平衡曲线时需要注意什么？

4. 测定临界相对湿度有什么意义？在药物制剂的生产和贮存过程中应如何控制环境湿度才能避免药物吸湿？

（柳文洁　中南大学）

实验八
对乙酰氨基酚片崩解度和溶出度的测定

一、实验目的

1. 掌握片剂崩解度和溶出度的测定方法，学会溶出速率曲线的绘制。
2. 熟悉崩解仪和溶出度测定仪的使用。

二、实验原理

片剂等固体制剂服用后，在消化道中先要经过崩解和溶出两个过程，然后才被机体所吸收。崩解是指口服固体制剂在规定条件下全部崩解溶散或成碎粒，除不溶性包衣材料或破碎的胶囊壳外，应全部通过筛网，它是药物制剂在吸收前的物理溶解过程。崩解度是指某些药物剂型使用《中华人民共和国药典》（2020 年版）规定的检测装置，在一定条件下测得的全部崩解并通过筛网所需时间的限度，即崩解时限。崩解时限的测定采用升降式崩解仪，普通片剂应在 15 min 内全部崩解。

虽然崩解是药物溶出的前提，但崩解后药物的颗粒受粘合剂等辅料的影响，药物的溶出度会呈现明显的不同，故崩解时限的检查只能控制整个释放过程的最初阶段。对难溶性药物（溶解度小于 0.1 g/L）而言，体内吸收主要受其溶出速度的影响，即溶解是吸收的限速过程，而与崩解时限无相关关系。因此对难溶性药物只用崩解度作为片剂吸收性的指标并不能完全反映制剂的内在质量。为了更有效地控制固体制剂的内在质量，除了测定体内血药或尿药浓度（最能真实反映吸收情况）外，与体内测定结果相关的体外溶出度的测定方法也被应用。

溶出度是指药物从片剂或胶囊剂等固体制剂在规定溶剂中溶出的速度和程度。实际应用中溶出度通常指一定时间内药物溶出的程度,一般用标示量的百分率表示,如《中华人民共和国药典》(2020年版)规定30 min内对乙酰氨基酚的溶出限度为标示量的80%。该法是目前评价难溶性药物片剂内在质量较为简便的一种体外实验方法。对于口服固体制剂中那些体内吸收不良的难溶性的固体制剂,以及治疗剂量与中毒剂量接近的药物固体制剂,均应做溶出度检查,并作为质量标准。

测定片剂溶出度的方法有转篮法、桨法和小杯法,并有特定的装置。本次实验采用转篮法测定对乙酰氨基酚片剂的溶出度。

在溶出度测定试验中,药物在不同时间的溶出量存在一定规律,符合零级、一级或Higuchi方程等不同的溶出规律。为考察片剂中药物的溶出规律,在溶出度测定时可间隔一定时间取样,测定不同时间药物的溶出量;再依据实验所得的数据进行整理,绘制出药物溶出百分率曲线;进一步将数据在威布尔概率纸上作图,求出相关溶出度参数,如溶出药物50%所需时间(T_{50})、溶出药物63.2%所需时间(T_d)和提取形状参数(m)。

三、实验材料与仪器

1. 实验材料　对乙酰氨基酚片、盐酸、氢氧化钠、蒸馏水等。

2. 实验仪器　升降式崩解仪、溶出度测定仪、转篮、量筒、721型紫外分光光度计、超声波清洗仪、取样器、移液管、滤器、微孔滤膜、分析(电子)天平等。

四、实验内容

(一)崩解时限

采用升降式崩解仪进行检测,崩解仪吊篮通过上端的不锈钢轴悬挂于支架上,浸入1000 mL烧杯中,并调节吊篮位置使其下降至低点时筛网距烧杯底部25 mm,烧杯内盛有温度为(37±1)℃的水,调节水位高度使吊篮上升至高点时保证筛网在水面下15 mm处,吊篮顶部不可浸没于溶液中;取对乙酰氨基酚片6片,分别置于上述吊篮的玻璃管中,启动崩解仪开始计时,至片剂破碎且全部固体粒子通过底部的筛网为止,即为该片剂的崩解时间。各片剂均应在15 min内全部崩解,如有1片不能完全崩解,应另取6片复试,均应符合规定。

（二）溶出度

1. 调节片剂溶出仪的恒温水浴(37±1)℃，转篮转速为 100 转/min。

2. 在 24 mL 稀盐酸中加脱气处理的水至 1000 mL，作为溶出介质；量取 900 mL 注入溶出杯内，置水浴中使其温度保持在(37±0.5)℃。

3. 取供试品 1 片，投入转篮内，将转篮降入溶出杯中，立即开始计时；分别于 2 min、5 min、10 min、15 min、20 min、30 min、45 min、60 min 时，取溶液 5 mL(之后立刻补充等量介质)，滤过，精密量取续滤液 1 mL，加 0.04%氢氧化钠溶液稀释至 50 mL，摇匀；采用分光光度法在 257 nm 波长处测定吸收度，按 $C_8H_9NO_2$ 的吸收分数($E_{1cm}^{1\%}$)为 715 计算出不同时间片剂的溶出百分率。

4. 重复以上操作，对另一片片剂进行测试。

五、实验结果与讨论

1. 记录对乙酰氨基酚片的崩解时间，将结果填入表 8-1。

表 8-1　对乙酰氨基酚片的崩解时间

	1	2	3	4	5	6
崩解时间/min						

此批对乙酰氨基酚片崩解时限是否合格：＿＿＿＿＿＿＿＿＿＿＿。

2. 对实验的溶出百分率分别进行计算，将结果填入表 8-2。

表 8-2　片剂溶出百分率测定结果

时间/min	第一片		第二片		平均溶出百分率/%
	A	溶出百分率/%	A	溶出百分率/%	
2					
5					
10					
15					
20					
30					
45					
60					

3. 以时间为横坐标，溶出百分率为纵坐标，绘制溶出曲线。

4. 用威布尔概率制作图，求出 T_{50}、T_d 及 m。

六、操作注意事项

1. 温度达到预置温度后方可放置药片进行崩解时限实验；崩解仪不可无水升温。

2. 测定溶出度时，转篮底部离烧杯底部距离为（25±2）mm。取样点位置应于转篮上端距液面中间，且离烧杯壁 10 mm 处，每次固定在同一位置取样。

3. 溶出介质要脱气，可以采用超声波脱气；或直接煮沸水脱气；或者取水在约 41℃ 加热并在真空下不断搅拌 5 min 以上脱气。

4. 应用不大于 0.8 μm 的微孔滤膜滤过；自取样至滤过应在 30 s 内完成。

七、思考题

1. 崩解时限合格，是否还需要测定其溶出度？

2. 为何有些药物的片剂或胶囊剂需要测定溶出度？

3. 欲使溶出度测定结果准确，实验过程应注意哪些问题？

对乙酰氨基酚片崩解度和溶出度的测定

（姜素芳　肖遐　湖南师范大学）

实验九
体外经皮渗透实验

一、实验目的

1. 掌握体外经皮渗透实验的方法。

2. 熟悉 Franz 透皮扩散池装置的基本操作。

3. 测定水杨酸软膏剂及乳膏剂累计经皮渗透药量、经皮渗透速率和时滞等数据；熟悉经皮渗透实验中数据处理的方法。

二、实验原理

角质层是大部分药物经皮渗透的主要屏障。因为角质层是由死亡的角化细胞组成的，因此可以用离体皮肤进行经皮渗透研究。一般认为药物透过是一个被动扩散的过程，常用 Fick 扩散定律描述药物在皮肤内的渗透行为。累计经皮渗透药量 M 与时间 t 的关系为：

$$M = \frac{DC'_0 t}{h} - \frac{hC'_0}{6} - \frac{2hC'_0}{\pi^2} \sum_{n=1}^{\infty} \frac{(-1)^n}{n^2} \exp\left(-\frac{Dn^2\pi^2 t}{h^2}\right) \qquad (9-1)$$

式（9-1）中，D 为药物在皮肤中的扩散系数，C'_0 为皮肤最外层组织中的药物浓度，h 为皮肤的厚度，n 为从 1 到 ∞ 的整数。

当时间充分大时，式（9-1）可简化为：

$$M = \frac{DC'_0}{h}\left(t - \frac{h^2}{6D}\right) \qquad (9-2)$$

当药物通过皮肤扩散达到稳态时，C'_0 与介质中的药物浓度 C_0 达到分配平衡。分配系数为 K，则有：

$$C'_0 = KC_0 \tag{9-3}$$

药物的稳态透过速率 J 与皮肤中的药物浓度梯度呈正比，将式(9-3)代入式(9-2)并微分，得到稳态透过速率 J。

$$J = \frac{dM}{dt} = \frac{DKC_0}{h} \tag{9-4}$$

其中 D、K、h 都为定值，由皮肤和药物性质所决定，可用经皮透过系数 P 来表示，即 $P = \frac{DK}{h}$，则式(9-4)可简化为：

$$J = PC_0 \tag{9-5}$$

乳膏剂中的药物透过皮肤经毛细血管吸收入血发挥治疗作用，因此本实验采用体外经皮渗透法来研究水杨酸(BHA)乳膏剂的经皮吸收情况。

一般认为兔、大鼠和豚鼠等皮肤透过性大于人体皮肤，而猪和猴的皮肤与人体皮肤的透过性相近。本实验采用小型猪猪皮或大鼠无毛皮肤进行透皮试验。在体外实验条件下，若皮肤表面的药物浓度保持不变，而接收介质中的药物满足漏槽条件，可以根据测定单位时间内通过皮肤的药量来分析药物透过皮肤的情况。以累计透过量 M 对取样时间 t 作图，可得 M-t 曲线，该曲线的直线部斜率即为稳态透过速率 J。M-t 曲线的直线部分的延伸线与时间轴相交处即为 $M=0$ 的时间，称为时滞 t_L。

$$t_L = \frac{h^2}{6D} \tag{9-6}$$

三、实验材料与仪器

1. 实验材料　低温保存的透皮实验用猪皮、水杨酸对照品、水杨酸乳膏剂、水杨酸软膏剂、氯化钠(NaCl)、蒸馏水、盐酸、150~200 g SD 大鼠(选做)。

2. 实验仪器　紫外分光光度计、恒温水浴锅、透皮扩散试验仪、Franz 立式扩散池、天平、电动剪毛刀、手术剪、镊子、棉花、纱布、量筒(1000 mL)、烧杯(250 mL、1000 mL)、容量瓶(10 mL、100 mL、1000 mL)、移液管(1 mL、10 mL)等。

四、实验内容

药物的体外经皮渗透实验，以水杨酸为例，如图 9-1 所示。

1. 溶液的配制

（1）生理盐水：称取 0.9 g 的 NaCl 置于 100 mL 容量瓶中，加适量蒸馏水溶解后，定容，摇匀。

（2）对照品溶液（100 μg/mL）：精密称取 BHA 100 mg 置于 1000 mL 容量瓶中，加入新鲜生理盐水溶解，定容，摇匀。

（3）三氯化铁显色剂配制（500 μg/mL）：精密称取 1.0 g 三氯化铁溶于 100 mL 蒸馏水中，取 5 mL 溶液并加入 1 mol/L HCl 溶液 1 mL，随后加蒸馏水定容至 100 mL，摇匀。

2. 离体皮肤制备（选做）

取健康雄性 SD 大鼠，脊柱脱臼法处死，机械法剪除腹部及背部的毛，剥取皮肤，刀片刮除皮下脂肪组织及血管，用生理盐水反复冲洗干净并置于生理盐水中浸泡 30 min，取出备用。

3. 体外经皮渗透实验

（1）透皮实验：立式扩散池由供给池和接收池组成，将制备好的皮肤固定在供给池与接收池之间，角质层面向供给池侧，真皮层面向接收池；扩散池用螺丝旋紧并剪去多余的皮肤；分别对供给池侧中的两组皮肤用注射器加入相同体积的水杨酸软膏剂及乳膏剂，涂抹成薄层，使制剂均匀分布于皮肤上；接收池中注满生理盐水（容积 8 mL），排出接收池内气泡；接收池底部凹槽中放入磁力搅拌子，搅拌速度 100 rpm，温度（37±0.5）℃。

（2）接收液取样：在持续搅拌条件下，开始计时作为零时间点，分别于 0.5 h、1 h、1.5 h、2 h、3 h、4 h、5 h、6 h 定时在两组接收池中取样，每次吸取 2 mL 接收液，同时立即补加等体积的新鲜接收介质（生理盐水），并确保无气泡存在于接收池；取出的接收液用 0.45 μm 微孔滤膜过滤，取续滤液作为透皮供试品溶液用于水杨酸的含量测定。

4. 定量方法

（1）BHA 的标准曲线：精密称取 BHA 标准品 10 mg，置于 100 mL 容量瓶中，以生理盐水溶解并稀释至刻度，摇匀，制成 100 μg/mL 的储备液；分别精密量取 1 mL、2 mL、3 mL、4 mL、5 mL、6 mL 储备液于 10 mL 容量瓶中，各加 2 mL 浓度为 500 μg/mL 的三氯化铁溶液，加生理盐水稀释至刻度；另取 10 mL 容量瓶加 2 mL 三氯化铁显色剂并用生理盐水定容，作为空白对照；在 530 nm 波长处测定吸光度 A，以 A 对 BHA 的浓度进行线性回归，即得 BHA 标准曲线方程。

（2）接收液中 BHA 的含量测定：精密量取过滤后的待测样液 1 mL，加三氯化铁显色剂 1 mL，适当稀释后，在 530 nm 波长处测定吸光度 A；根据 BHA 标准曲线方程计算并乘以稀释倍数得到样品中 BHA 的浓度。

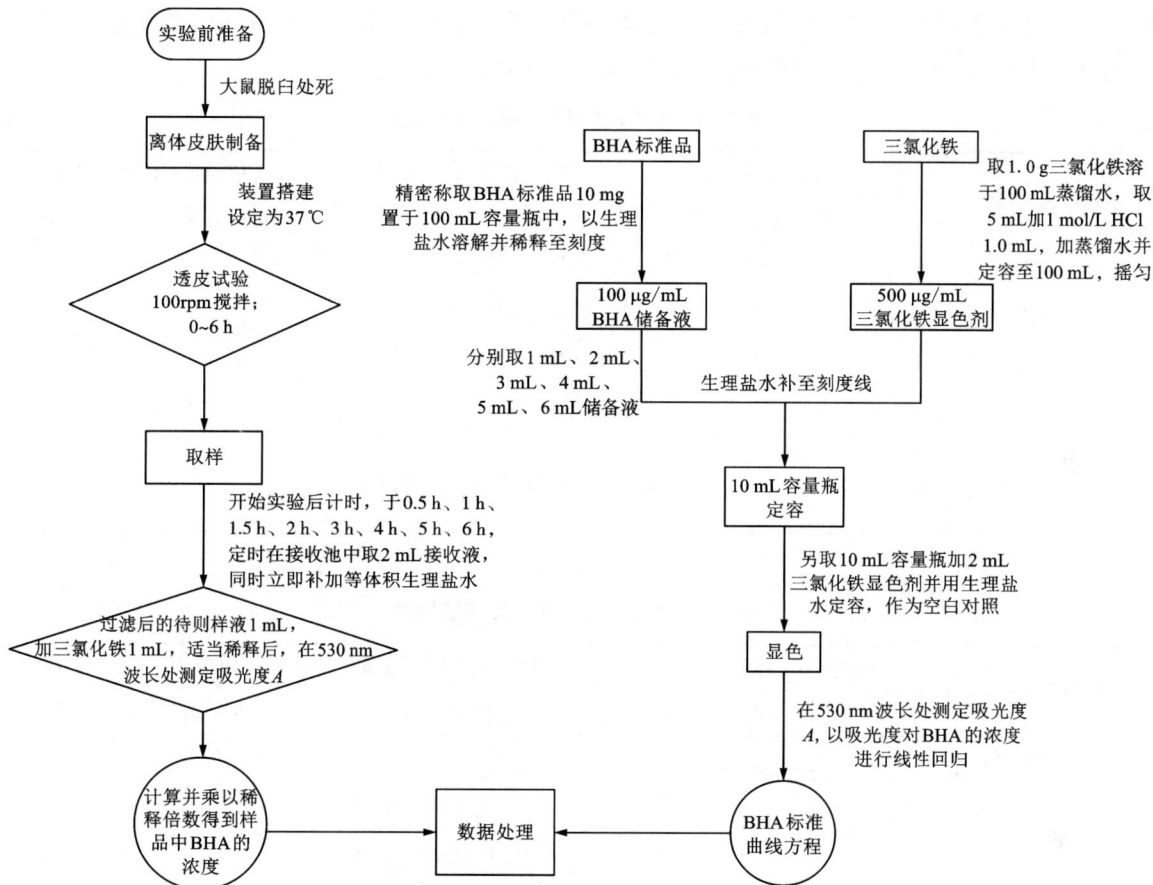

图 9-1　药物的体外经皮透过实验流程图

五、实验结果与讨论

1. BHA 的标准曲线

将紫外-可见分光光度法测得的各浓度下的水杨酸溶液的吸光度填入表 9-1，进行线性回归得到标准曲线方程。

表 9-1　BHA 标准曲线

溶液编号	0	1	2	3	4	5	6
水杨酸浓度/($\mu g \cdot mL^{-1}$)							
A_{530}							

水杨酸标准曲线方程：_____，相关系数 $R=$ _____

2. BHA 的透皮实验

测定样品的吸光度，并根据 BHA 标准曲线方程，分别计算样品中 BHA 的浓度，进而计算累计透过量、透过速率及时滞，分别填入表 9-2、表 9-3。

表 9-2　BHA 软膏剂透皮实验数据

取样时间/h	软膏剂接收液 BHA		单位面积累计透过量	单位面积透过速率
	A_n	$C_n/(\mu g \cdot mL^{-1})$	$M_n/(\mu g \cdot cm^{-2})$	$Js/(\mu g \cdot cm^{-1} \cdot h^{-1})$
$t_0 = 0$	A_0	C_0	—	
$t_1 = 0.5$	A_1	C_1	$M_1 = VC_1/A$	
$t_2 = 1.0$	A_2	C_2	$M_2 = (VC_2 + 2C_1)/A$	
…	…	…	…	
$t_n = 6.0$	A_n	C_n	$M_n = (VC_n + \sum_{i=0}^{n-1} C_i \times 2)/A$	

表 9-3　BHA 乳膏剂透皮实验数据

取样时间/h	软膏剂接收液 BHA		单位面积累计透过量	单位面积透过速率
	A_n	$C_n/(\mu g \cdot mL^{-1})$	$M_n/(\mu g \cdot cm^{-2})$	$Js/(\mu g \cdot cm^{-1} \cdot h^{-1})$
$t_0 = 0$	A_0	C_0	—	
$t_1 = 0.5$	A_1	C_1	$M_1 = VC_1/A$	
$t_2 = 1.0$	A_2	C_2	$M_2 = (VC_2 + 2C_1)A$	
…	…	…	…	
$t_n = 6.0$	A_n	C_n	$M_n = (VC_n + \sum_{i=0}^{n-1} C_i \times 2)/A$	

以单位面积累计透过量 M_n 对时间 t 作图，得到经皮渗透曲线，根据该曲线直线部分的斜率求出单位面积透过速率 Js。根据 M-t 曲线直线部分的延伸线与时间轴相交处求得时滞 t_L。M_n 计算公式如下：

$$M_n = \frac{VC_n + \sum_{i=0}^{n-1} C_i \times 2}{A} \tag{9-7}$$

式（9-7）中，V 为接受池体积（mL），C_n 为第 n 个取样点测得的水杨酸质量浓度，C_i 为该取样点前各取样点测定的水杨酸质量浓度，A 为皮肤面积。

六、操作注意事项

1. 大鼠处死后，应立即去毛和剥离皮肤。剥离皮肤的皮下脂肪时应小心，注意不要剪破皮肤。

2.应选用同一部位、厚度相近的动物皮肤，减小因皮肤差异对药物经皮渗透情况造成的影响。

3.一般来说，在接收液中，药物的浓度不能超过其饱和溶解度的10%（即需要满足漏槽条件）。若接收液浓度过高会导致吸收速率降低，进而导致过低估计了其在体吸收速率。

4.每次取样后应立即加入新鲜的等体积接收介质，并且确保接收介质中无气泡，否则药物浓度将降低。接收池中的磁力搅拌子转速以能均匀混合液体为宜，转速太快会形成旋涡，减少扩散面积，转速太小接收室内溶液难以混匀。

5.测定接受介质中水杨酸浓度时，使用0.45 μm微孔滤膜过滤时，应弃去初滤液，取续滤液。

七、思考题

1.本实验设计的基本思路是什么？操作时应注意哪些问题？

2.为什么要加入三氯化铁溶液？

3.根据实验结果讨论水杨酸软膏剂及乳膏剂的经皮透过情况，思考经皮制剂有何特点？

4.影响药物透皮渗透速率的渗透参数有哪些？如何加速药物在皮肤的吸收？

体外经皮渗透实验

（周文虎　谭淞文　袁玉　中南大学）

实验十

溶液型液体制剂的制备

一、实验目的

1. 掌握溶液型液体药剂的制备操作要点。
2. 掌握常用溶液型液体制剂的制备方法。

二、实验原理

溶液型液体制剂是指药物分散在适宜的介质中形成的均匀分散的澄明液体制剂，主要供内服和外用。常用的分散介质有水、乙醇、丙二醇、甘油、脂肪油等。

溶液型液体制剂分为低分子溶液剂和高分子溶液剂。前者又称真溶液型液体制剂，具有分散度大、易吸收、作用快、疗效高的特点，包括溶液剂、芳香水剂、甘油剂、合剂、洗剂、糖浆剂等。后者是高分子化合物的真溶液，属于胶体系统，具有荷电性、渗透压、黏度、聚结特性、胶凝性等特点。

低分子溶液剂制备的方法主要有溶解法和稀释法，其中溶解法应用广泛，其制备过程：药物的称量→溶解→过滤→加分散介质至全量。高分子溶液剂的制备方法基本同低分子溶液剂，但在药物溶解时，宜将药物分次撒布在水面或将药物粘附在湿润的器壁上，使之首先经过溶胀过程自然膨胀而胶溶，再经加热或搅拌使药物最终溶解。

三、实验材料与仪器

1. 实验材料　薄荷油、滑石粉、碘、碘化钾、胃蛋白酶、稀盐酸、甘油、蒸馏水等。
2. 实验仪器　天平、量筒、烧杯、漏斗、脱脂棉、玻璃棒、研钵等。

四、实验内容

(一)低分子溶液剂的制备

1. 薄荷水的制备
【处方】

薄荷油	0.2 mL
滑石粉	1.5 g
蒸馏水加至	100 mL

【制备】

(1)称取滑石粉 1.5 g，置于干燥研钵中，将 0.2 mL 薄荷油(约 4 滴)加到滑石粉中，充分研匀。

(2)取适量水，分次加入研钵中。先加少量水，研匀后再逐渐加入其余的水，每次都要研匀，最后留少量水。

(3)将上述混合液移至 100 mL 具塞锥形瓶中，余下的水将研钵中的滑石粉冲洗入锥形瓶中，加塞子并用力振摇 10 min。用润湿过(少量水润湿)的脱脂棉滤过，直至滤液澄明，将滤液转移至 100 mL 烧杯中，自滤器加水定容至 100 mL，混匀即得。

2. 复方碘溶液的制备
【处方】

碘	1.0 g
碘化钾	2.0 g
蒸馏水加至	50 mL

【制备】

(1)按处方量称取碘、碘化钾。

(2)取碘化钾，并加蒸馏水适量(约 10 mL)，配成浓溶液。

(3)往浓溶液中加入碘，搅拌使其溶解。

（4）添加适量的蒸馏水至全量 50 mL，搅拌均匀，即得。

（二）高分子溶液剂的制备

胃蛋白酶合剂的制备。

【处方】

胃蛋白酶	1.0 g
稀盐酸	0.75 mL
甘油	10 mL
蒸馏水加至	50 mL

【制备】

（1）将稀盐酸与处方量约 2/3 的蒸馏水混合。

（2）将胃蛋白酶撒在上述混合后的液面，静置，待其膨胀溶液，必要时可轻轻搅拌。

（3）加甘油混匀。

（4）添加适量的蒸馏水至全量 50 mL，混匀，即得。

五、实验结果与讨论

观察所制备的各种溶液型液体制剂的性状，并参照《中华人民共和国药典》（2020 年版）中溶液型液体制剂的检查项目进行质检，将实验结果填入表 10-1。

表 10-1　薄荷水的性状

处方	黏度	均匀度	颜色	澄清度	臭味
薄荷水					
复方碘溶液					
胃蛋白酶合剂					

六、操作注意事项

1.滑石粉应与薄荷油充分研匀，以加速溶解过程。

2.为了使碘迅速溶解，宜先将碘化钾加适量蒸馏水配制成浓溶液，然后加入碘溶解。

3.碘有腐蚀性，勿接触皮肤与黏膜。

4. 胃蛋白酶易吸潮，称重操作时应迅速。

5. 溶液 pH 对胃蛋白酶活性影响较大。当盐酸含量超过 0.5% 时，与胃蛋白酶直接接触会破坏胃蛋白酶活性，因此在配置胃蛋白酶合剂时，须将稀盐酸稀释后充分搅拌，再添加胃蛋白酶。

七、思考题

1. 制备薄荷水时加入滑石粉的作用是什么？还可选用哪些具有类似作用的物质？欲制得澄明液体的操作要点是什么？

2. 碘化钾在复方碘溶液中有何作用？制备时应注意哪些问题？

3. 预防胃蛋白酶失活的方法有哪些？

溶液型液体
制剂的制备

（肖兰　长沙卫生职业学院）

实验十一

注射剂的制备及质量评价

一、实验目的

1. 掌握注射剂生产的工艺过程和操作要点，建立无菌概念。
2. 熟悉注射剂成品质量检查标准和方法。
3. 了解影响成品质量的因素。

二、实验原理

注射剂又称针剂，是指药物制成供注入体内使用的一种药物制剂，包括灭菌溶液、乳浊液、混悬液，以及供临用前配成溶液或混悬液的无菌粉末或浓溶液。

为确保用药的安全、有效，生产注射剂的厂房、设施必须符合国家药品监督管理局颁发的《药品生产和质量管理规范》的各项规定。对灌、封等关键工序、场所应采用层流洁净空气技术，使微粒和细菌数控制在规定的范围内。

注射剂的制备过程包括容器的处理，以及原料药和辅料的准备、配制、灌封、灭菌、质量检查、包装等。制备溶液型注射剂的工艺流程如图 11-1 所示。

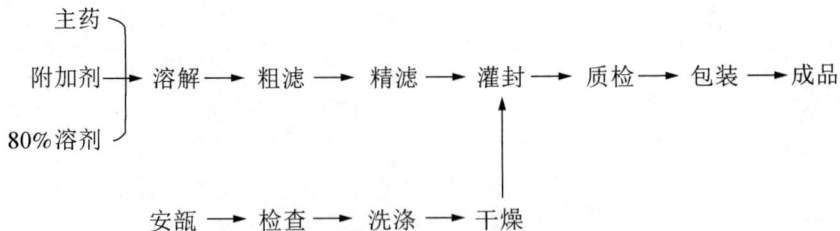

图 11-1　溶液型注射剂的一般工艺流程图

配制注射液的原料药、辅料、溶剂、容器等的质量经检查均应符合相关规定。为保证剂量准确,对于生产过程中易降解的原料药,经过实验可适当增加投料量。注射剂的制备工艺要合理,其灭菌方法应根据灭菌的药物及其制剂的稳定性、制剂的规格进行正确的选择。

注射剂的成品要求无菌、无热源,澄明度、装量和含量合格,安全性和稳定性符合要求,pH、渗透压(大容量注射剂)等符合规定;有的还需要检查有关物质、降压物质、刺激性、过敏性、毒性等。

三、实验材料与仪器

1.实验材料　维生素 C、盐酸普鲁卡因、氯化钠、碳酸氢钠、亚硫酸氢钠、依地酸二钠、盐酸、注射用水等。

2.实验仪器　安瓿、灌注器、微孔滤膜滤器、熔封仪、电炉、澄明度检查仪、滴定管、紫外-可见分光光度计等。

四、实验内容

1.2%盐酸普鲁卡因注射液的制备

【处方】

盐酸普鲁卡因	2.0 g
氯化钠	0.5 g
0.1 mol/L 盐酸	适量
注射用水加至	100 mL

【制备】

(1)空安瓿的处理:为提高洗涤效果,在洗涤前将安瓿用 0.1%盐酸或 0.5%醋酸水溶液灌满,煮沸 30 min 热处理,趁热甩水,再用滤净的去离子水或蒸馏水甩洗 2 次,最后用注射用水甩洗 1 次,250℃烘干备用。

(2)取氯化钠 0.5 g,加注射用水约 90 mL,溶解后加入盐酸普鲁卡因,搅拌使之溶解;用 0.1 mol/L 盐酸溶液调节 pH 至 4.2~4.5;加注射用水至全量 100 mL,搅匀,用 0.45 μm 微孔滤膜过滤,灌封于 2 mL 洁净安瓿中(2.15 mL/支);100℃流通蒸气灭菌或煮沸灭菌 30 min,趁热放入冷的亚甲蓝水溶液中检漏,冲洗,擦干后剔除封口不严的带色安瓿;最后进行质量检查。

【质量检查】

（1）pH 测定：参照《中华人民共和国药典》（2020 年版）四部附录中 pH 测定法，应为 3.5~5.0。

（2）澄明度检查：参照《中华人民共和国药典》（2020 年版）四部附录中可见异物检查法第一法（灯检法），取检品数支，擦净容器外壁，置遮光板边缘处，在明视距离（指供试品至人眼的清晰观测距离，通常为 25 cm）下，手持容器颈部，轻轻旋转和翻转容器（但应避免产生气泡）使药液中可能存在的可见异物悬浮，重复观察，总检查时限为 20 s。检测有无肉眼可见的玻璃屑、纤维、白点等异物，记录结果。

（3）装量：参照《中华人民共和国药典》（2020 年版）四部附录中制剂通则注射剂项，取供试品 5 支，开启时注意避免损失，将内容物分别用相应体积的干燥注射器及注射针头抽尽，然后注入已标准化的量具内（量具的大小应使待测体积至少占其额定体积的 40%），在室温下检视，每支装量均不得少于其标示量。

（4）有条件的还可以进行含量测定、热源检查及无菌检查等。

2.5% 维生素 C 注射液的制备

【处方】

维生素 C	5.2 g
碳酸氢钠	2.4 g
亚硫酸氢钠	0.2 g
依地酸二钠	0.025 g
注射用水加至	100 mL

【制备】

取注射用水煮沸，放置至室温，或通入二氧化碳气体（20~30 min）饱和，以除去水中的氧气，备用；按处方量取配量 80% 的注射用水，加入依地酸二钠和亚硫酸氢钠并使之溶解，再加入维生素 C 搅拌并溶解；分次缓慢加入碳酸氢钠调节 pH 至 5.8~6.2；添加注射用水至全量 100 mL，用 0.45 μm 微孔滤膜过滤，灌注于洗净烘干的安瓿中（2.15 mL/支）；通二氧化碳饱和后熔封，100℃ 流通蒸气灭菌或煮沸灭菌 15 min，趁热放入冷的亚甲蓝水溶液中检漏，冲洗，擦干后剔除封口不严的带色安瓿；最后进行质量检查。

【质量检查】

（1）pH：参照《中华人民共和国药典》（2020 年版）四部附录中 pH 测定法，应为 5.0~7.0。

（2）澄明度：详见 2% 盐酸普鲁卡因注射液的制备。

（3）装量：详见 2% 盐酸普鲁卡因注射液的制备。

（4）颜色：取本品，加水稀释成每 1 mL 中含 50 mg 维生素 C 的溶液，用紫外-可见分光光度计在 420 nm 波长处测定，吸光度不得超过 0.06。

(5)含量：精密量取本品 2 mL(约相当于 0.1 g 维生素 C)，加蒸馏水 15 mL、丙酮 2 mL，摇匀，静置 5 min，加稀醋酸 4 mL、淀粉指示液 1 mL，用碘滴定液(0.05 mol/L)滴定，至溶液显蓝色并持续 30 s 不褪色，记录消耗碘液的毫升数。每 1 mL 碘滴定液相当于 8.806 mg 维生素 C。

(6)若条件许可，可进行热源检查和无菌检查等。

五、实验结果与讨论

1.2%盐酸普鲁卡因注射液的制备

(1)将质量检查的各项结果填入表 11-1，并对实验过程和结果进行分析和讨论。

表 11-1 2%盐酸普鲁卡因注射液的质量检查结果

检查项目	结果
pH	
装量	
可见异物(澄明度)	

(2)将澄明度检查结果填入表 11-2，计算成品率。

表 11-2 2%盐酸普鲁卡因注射液的澄明度检查结果

检查总数/支	废品数/支						成品数/支	成品率/%
	白点	玻璃屑	焦头	纤维	其他	总数		

2.5%维生素 C 注射液的制备

(1)将质量检查的各项结果填入表 11-3，并对实验过程和结果进行分析和讨论。

表 11-3 5%维生素 C 注射液的质量检查结果

检查项目	结果
pH	
装量	
可见异物(澄明度)	
颜色	
含量	

（2）将澄明度检查结果填入表11-4，计算成品率。

表11-4　5%维生素 C 注射液的澄明度检查结果

检查总数/支	废品数/支						成品数/支	成品率/%
	白点	玻璃屑	焦头	纤维	其他	总数		

六、操作注意事项

1. 注射剂在制备过程中应尽量避免微生物污染，配制用的一切容器均应用洗涤剂或硫酸清洁液洗净，临用前用新鲜注射用水荡洗。对灌封等关键操作步骤，生产上多采用层流洁净空气技术，局部灌封处达到100级；同时应根据主药的性质及注射剂的规格选择适当的灭菌方法，以达到灭菌彻底又保证药物稳定的目的。

2. 供注射用的原料药与辅料必须经检验达到注射用原料的标准才能使用。原料药及辅料纯度较高的可用"稀配法"配制，反之用"浓配法"。配液前按处方计算投料量，如注射剂灭菌后含量下降，应酌情增加投料量。

3. 盐酸普鲁卡是酯类药物，易水解，保证本品稳定性的关键是调节 pH。pH 控制在3.5~5.0，且灭菌温度不宜过高，时间不宜过长。

4. 维生素 C 注射剂配液时碳酸氢钠要分次缓慢撒入维生素 C 溶液中，以防产生大量气泡使溶液溢出；同时要不断搅拌，以防局部碱性过强破坏维生素 C。金属离子会加速维生素 C 的氧化降解，因此配制过程中溶液不得接触金属离子，避免使用金属器具。

5. 在灌装前，先调节灌注器装置，按《中华人民共和国药典》（2020 年版）规定适当增加装量，以保证注射用量不少于标示量。灌装时要求药液不粘安瓿颈壁，以免熔封时焦头。熔封时火焰要调节好，防止产生鼓泡、封口不严等现象。熔封后的安瓿颈端应圆滑，无尖头、瘪头等现象。

七、思考题

1. 影响注射液澄明度的因素有哪些？
2. 盐酸普鲁卡因注射液调节 pH 的目的是什么？处方中加入氯化钠起什么作用？
3. 维生素 C 注射液可能产生的质量问题是什么？如何从工艺过程中进行控制？
4. 用碳酸氢钠调节维生素 C 注射液的 pH，应注意什么问题？为什么？

注射剂的制备
及质量评价

（姜素芳　肖遐　湖南师范大学）

实验十二

注射剂的稳定性

一、实验目的

1.掌握注射剂稳定性的影响因素及注射剂处方设计的一般思路。

2.掌握稳定性考察的一般实验方法。

3.掌握经典恒温法预测药物制剂有效期的实验方法。

4.熟悉用化学动力学的方法预测药物的稳定性。

二、实验原理

维生素 C 在干燥状态下很稳定，但在潮湿或在溶液中会很快变色，含量降低。这是由于其分子结构中羰基的毗邻位置具有两个烯醇基，在有氧条件下很容易氧化生成去氢维生素 C（黄色），然后水解为 2，3-二酮古罗糖酸，再进一步氧化生成一系列有色无效物质，反应式如下：

维生素C   去氢维生素C

2,3-二酮古罗糖酸   L-丁糖酸   草酸

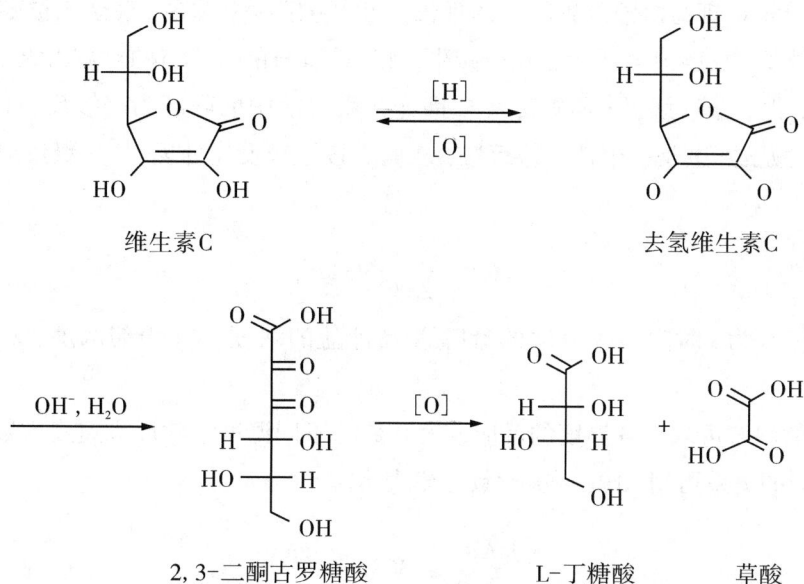

　　维生素 C 的稳定性主要受外界温度、溶液 pH、金属离子、空气中的氧和光线等因素的影响。稳定性下降的主要表现为放置过程中颜色变黄、含量下降等。本实验主要以颜色变化和维生素 C 含量为指标，考察 pH、氧气和抗氧剂、金属离子及络合剂对维生素 C 注射液稳定性的影响。

　　青霉素 G 钾盐为 β-内酰胺化合物，其结晶很稳定，但在水溶液中会迅速被破坏，残余未被破坏的青霉素 G 钾盐可用碘量法测定。青霉素 G 钾盐先经碱处理，生成青霉噻唑酸，后者可被碘氧化，过量的碘则用硫代硫酸钠溶液回滴，反应方程式如下：

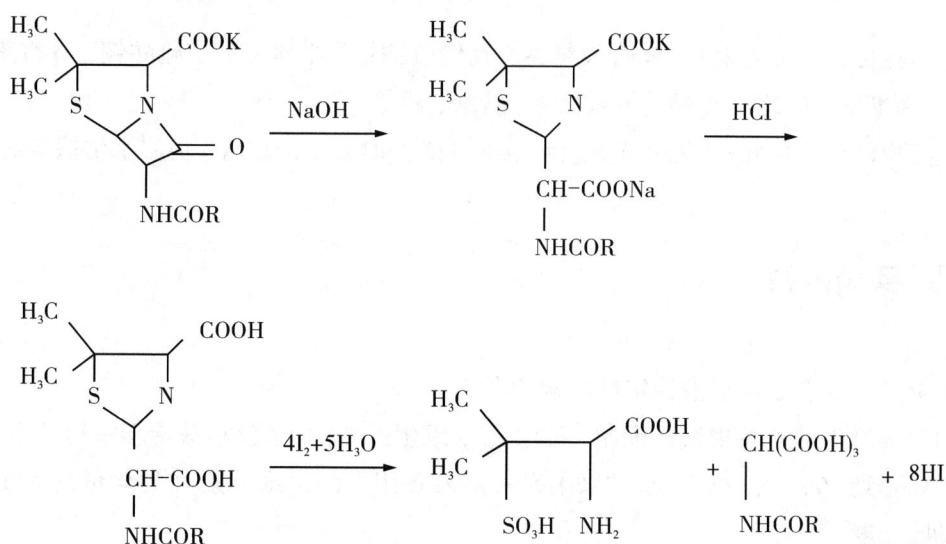

随着青霉素 G 钾盐溶液放置时间的延长，药物分解越来越多，残余未被破坏的青霉素 G 钾盐越来越少，故碘液消耗量也相应减少。以碘液消耗量(mL)的对数为纵坐标，时间为横坐标作图，得一条直线，表明青霉素 G 钾盐在水溶液中的降解为一级反应(由于该反应与 pH 有关，故实际上是一个伪一级反应，实验中按一级反应处理)。一级反应的速度方程式为：

$$\lg C = -\frac{K}{2.303}t + \lg C_0 \tag{12-1}$$

式(12-1)中，C 为 t 时间尚未分解的青霉素 G 钾盐的浓度，C_0 为初浓度，K 为反应速度常数。

由方程的斜率可求出各温度的反应速度常数。不同温度下的反应速度常数(K)与绝对温度(T)之间的关系可用 Arrhenius 指数定律表示。

$$\lg K = -\frac{E}{2.303RT} + \lg A \tag{12-2}$$

式(12-2)中，E 为反应活化能，R 为气体常数，T 为绝对温度，A 为频率因子。

由式(12-2)可求出室温下的降解速度常数 K_{25}，代入式(12-3)和式(12-4)，即可求出该药物室温(计为 25℃)时的半衰期和有效期。

$$t_{1/2} = 0.693/K_{25} \tag{12-3}$$

$$t_{0.9} = 0.105/K_{25} \tag{12-4}$$

三、实验材料与仪器

1.实验材料　维生素 C、亚硫酸氢钠、硫代硫酸钠、半胱氨酸、硫酸铜、青霉素 G 钾盐、乙二胺四乙酸二钠、醋酸、氢氧化钠、盐酸、碘等。

2.实验仪器　紫外–可见分光光度计、熔封仪、pH 计、滴定管、恒温水浴锅等。

四、实验内容

1.影响维生素 C 注射液稳定性因素的考察

(1)5% 维生素 C 注射液的配制：称取 25 g 维生素 C，用煮沸后放冷至室温的注射用水溶解并稀释到 500 mL，制成 5% 的维生素 C 溶液备用。测定维生素 C 的含量及 420 nm 波长处的吸光度。

(2)pH 对维生素 C 溶液稳定性的影响：取(1)中维生素 C 溶液 200 mL，分成 5 份，每份 40 mL，分别用氢氧化钠调节 pH 为 2.5（如果原始 pH 为 2.5 则不用调节）、4.0、5.0、6.0、7.0，装入 2 mL 安瓿中熔封后，编号，放入 100℃ 水浴中加速实验 2 h。比较加速实验后溶液颜色变化的情况，测定吸光度及维生素 C 的含量，将结果填入表 12-1。

（3）抗氧剂对维生素 C 溶液稳定性的影响：取（1）中维生素溶液 200 mL，加氢氧化钠调节 pH 为 6.0±0.2，将溶液分成 5 份（其中 1 份作为对照），每份约 40 mL，按表 12-2 分别加抗氧剂并使之溶解，测定吸光度，然后罐封于 2 mL 安瓿中，编号，分别置于沸水浴中进行加速实验，于 2 h 后取样，观察溶液颜色变化情况，测定吸光度和维生素 C 的含量，将结果填入表 12-2。

（4）金属离子对维生素 C 溶液稳定性的影响及络合剂的使用：取 12.5 g 维生素 C，加注射用水适量使之溶解并稀释至 100 mL，此溶液为 A 液，再配制 0.0001 mol/L 硫酸铜溶液（B 液）及 5% 乙二胺四乙酸二钠溶液（C 液）。按表 12-3 的用量制备试验液，试验液先用 50 mL 量瓶配制，配好后分别测定维生素 C 的含量和吸光度；剩余样品装入 2 mL 安瓿中，熔封，编号，在沸水浴中加速实验，1 h 后取样测定，结果填入表 12-3。

（5）含量测定方法：精密吸取 5% 维生素 C 注射液 2 mL，加蒸馏水 15 mL 与丙酮 2 mL，摇匀，放置 5 min，加稀醋酸 4 mL 与淀粉指示液 1 mL，用碘滴定液（0.05 mol/L）滴定，至溶液显蓝色并持续 30 s 不褪色，记录消耗碘液的毫升数（每 1 mL 碘液滴定液相当于 8.806 mg 的维生素 C）。

2. 经典恒温法预测青霉素 G 钾盐的有效期

精密称取青霉素 G 钾盐 70 mg，置 100 mL 干燥容量瓶中，用 pH 4.0 的枸橼酸-磷酸氢二钠缓冲液溶解并稀释至刻度，将此容量瓶置于恒温水浴中，立即用 5 mL 移液管移取该溶液 2 份，每份 5 mL，分别置于两个碘量瓶中（一份为检测样品，另一份为空白），并同时以该时间为 0 时记录取样时间。以后每隔一定时间取样一次，方法和数量同上。

每次取样后，立即按下法进行含量测定：向盛有 5 mL 检品的碘量瓶中加入 1 mol/L 的氢氧化钠溶液 5 mL，放置 15 min，使之充分反应后，加入 1 mol/L 的盐酸溶液 5 mL，醋酸缓冲液（pH 4.5）10 mL，摇匀，精密加入 0.01 mol/L 碘液 10 mL，在暗处放置 15 min，立即用 0.01 mol/L 硫代硫酸钠溶液回滴，至溶液淡黄色时加入 2 mL 淀粉指示液，继续滴定至蓝色消失，消耗硫代硫酸钠溶液的量记录为 V_2。向盛有 5 mL 空白的另一个碘量瓶中加 pH 4.0 醋酸缓冲溶液 10 mL，精密加入 0.01 mol/L 碘液 10 mL，暗处放置 15 min，立即用 0.01 mol/L 硫代硫酸钠溶液回滴，至溶液淡黄色时加入 2 mL 淀粉指示液，继续滴定至蓝色消失，消耗硫代硫酸钠溶液的量记录为 V_1。V_1-V_2 即为实际消耗碘液量。

实验温度选择 30℃、35℃、40℃、45℃ 四个温度。取样时间应视温度而定，温度高，取样间隔宜短。一般实验温度为 30℃、35℃、40℃、45℃ 时，两次取样间隔时间依次减少，分别为 45 min、30 min、20 min、10 min。

五、实验结果与讨论

1. 影响维生素 C 注射液稳定性因素的实验结果

表 12-1 pH 对维生素 C 溶液稳定性的影响

编号	pH	颜色	吸光度		含量（消耗碘液）/mL	
			0 h	2 h	0 h	2 h
1	2.5					
2	4.0					
3	5.0					
4	6.0					
5	7.0					

表 12-2 抗氧化剂对维生素 C 稳定性的影响

编号	抗氧剂	颜色	吸光度		含量（消耗碘液）/mL	
			0 h	2 h	0 h	2 h
1	对照					
2	0.2%NaHSO$_3$					
3	0.2%Na$_2$S$_2$O$_5$					
4	0.1%Na$_2$S$_2$O$_5$					
5	0.2%半胱氨酸					

表 12-3 金属离子对维生素 C 稳定性的影响及络合剂的使用

编号	试验液组成	颜色	吸光度		含量（消耗碘液）/mL	
			0 h	1 h	0 h	1 h
1	A 液 20 mL，蒸馏水加至 50 mL					
2	A 液 20 mL，B 液 5 mL，蒸馏水加至 50 mL					

续表12-3

编号	试验液组成	颜色	吸光度		含量(消耗碘液)/mL	
			0 h	1 h	0 h	1 h
3	A 液 20 mL, C 液 1 mL, B 液 5 mL, 加蒸馏水至 50 mL					

2. 经典恒温法预测青霉素 G 钾盐有效期的实验结果

(1)将实验所得 V_1、V_2、(V_1-V_2) 数据, 按实验温度及取样时间填入表 12-4 中, 并求出各温度 $\lg(V_1-V_2)$ 对取样时间 t 的线性回归方程, 进一步求出各温度的反应速度常数 K。

表 12-4　稳定性实验数据

实验温度 30℃	取样时间 t/min	0	45	90	135	180
	V_1/mL					
	V_2/mL					
	V_1-V_2/mL					
	$\lg[(V_1-V_2)/\text{mL}]$					

回归方程: _____, K = _____

实验温度 35℃	取样时间 t/min	0	30	60	90	120
	V_1/mL					
	V_2/mL					
	V_1-V_2/mL					
	$\lg[(V_1-V_2)/\text{mL}]$					

回归方程: _____, K = _____

实验温度 40℃	取样时间 t/min	0	20	40	60	80
	V_1/mL					
	V_2/mL					
	V_1-V_2/mL					
	$\lg[(V_1-V_2)/\text{mL}]$					

回归方程: _____, K = _____

续表12-4

	取样时间 t/min	0	10	20	30	40
实验温度 45℃	V_1/mL					
	V_2/mL					
	V_1-V_2/mL					
	$\lg[(V_1-V_2)/\text{mL}]$					

回归方程：_____，K=_____

（2）将所求得的4个试验温度下的 K 值与其绝对温度 T 填入表12-5，并以 $\lg K$ 为纵坐标，$1/T$ 为横坐标作图，求得回归方程，由斜率可求出反应活化能，由截距可求出频率因子。

表 12-5 稳定性实验数据

实验温度/℃	T	$1/T$	K	$\lg K$
30				
35				
40				
45				

（3）将室温（25℃）的绝对温度值代入上述所求回归方程中，求出室温下的反应速度常数 K_{25}，进而求出青霉素 G 钾盐水溶液在室温（25℃）时的半衰期和有效期。

六、操作注意事项

1.加速实验考察维生素 C 的稳定性时要注意安全，防止水浴锅烧干安瓿爆破伤人。同时因样品较多，要注意避免编号错误。配液时碳酸氢钠的加入速度不能太快，以防产生大量气泡使溶液溢出；同时要不断搅拌，以防局部碱性过强而破坏维生素 C 的稳定性。

2.采用经典恒法进行加速试验，一般应选择4个温度，各温度的取样间隔时间点应至少选择5个。试验的温度与取样点愈多，测定结果的准确性愈大，但实验时间加长。各实验温度间隔时间的确定应以每次消耗的碘液毫升数有明显差别为宜。

3.青霉素 G 钾盐水溶液在放置过程中也会发生分解反应，其中产生的青霉素噻唑酸要消耗碘液，所以每个取样点均应做空白试验。

七、思考题

1. 维生素 C 的稳定性主要受哪些因素的影响？制备维生素 C 注射剂时处方和工艺应如何设计？

2. 经典恒温加速实验的理论依据是什么？如何设计该实验？进行该实验应注意的问题有哪些？

3. 药物制剂的实际有效期应如何确定？

注射剂的稳定性

（姜素芳　肖遐　湖南师范大学）

实验十三
滴眼剂的制备

一、实验目的

1. 掌握一般滴眼剂的制备方法和质量要求。
2. 熟悉常用滴眼剂的附加剂种类，无菌操作法及其有关事项。
3. 了解等渗度和 pH 的调节方法。

二、实验原理

1. 滴眼剂的定义和分类

滴眼剂（eye drops）系指由原料药物与适宜辅料制成的供滴入眼内的无菌液体制剂。所用溶剂的质量应符合注射用溶剂的规定。滴眼剂常用于杀菌、消炎、收敛、缩瞳、麻醉、降低眼内压、保护及诊断等，有的还有润滑或代替泪液的作用。

2. 滴眼剂的质量要求

滴眼剂虽然是外用剂型，但质量要求类似注射剂，对 pH、渗透压、无菌、可见异物等都有一定要求。

（1）pH：正常眼睛可耐受的 pH 范围为 5.0~9.0。滴眼剂的 pH 调节应兼顾药物的溶解度、稳定性、刺激性等要求，同时应考虑 pH 对药物吸收及药效的影响。

（2）渗透压：除另有规定外，应与泪液等渗。

（3）无菌：用于眼外伤或术后的眼用制剂要求绝对无菌，多采用单剂量包装，不得加入抑菌剂。一般用于无外伤的滴眼剂，要求无致病菌，不得检出铜绿假单胞菌和金黄色葡萄球菌。滴眼剂属于多剂量制剂，患者在多次使用后，很容易感染病菌，因此用于无外伤的滴眼剂可加入适量抑菌剂。

（4）可见异物：滴眼剂的可见异物要求比注射液稍低。一般玻璃容器的滴眼剂按注射剂的可见异物检查方法检查；但有色玻璃或塑料容器的滴眼剂应在光照度 3000～5000 LX 下用眼检视，尤其不能玻璃屑。混悬型滴眼剂应进行药物颗粒的粒度检查，一般规定含 15 μm 以下的颗粒不得少于 90%，50 μm 的颗粒不得超过 10%。混悬型滴眼剂的沉降物不应结块或聚集，振摇后应易再分散，并应检查沉降体积化。

（5）黏度：滴眼剂的黏度适当增大可使药物在眼内停留时间延长，从而增强药物的作用；黏度增加后可减少药物的刺激作用，也能增加药效。滴眼剂合适的黏度在 4～5 mPa.s。

（6）装量：每一容器的装量，除另有规定外，应不超过 10 mL。

3. 滴眼剂的附加剂

滴眼剂常用附加剂主要包括 pH 调节剂、等渗调节剂、抗氧剂、助悬剂与增黏剂、防腐剂等。

（1）pH 调节剂：滴眼剂的 pH 对主药的溶解性、稳定性及眼黏膜的刺激性均有很大影响。滴眼液较适合的 pH 为 6.0～8.0。常用的缓冲溶液有巴氏硼酸盐缓冲液、沙氏磷酸盐缓冲液、醋酸钠-硼酸缓冲液等。

（2）等渗调节剂：眼睛能耐受的渗透压范围一般相当于 0.6%～2% 氯化钠浓度的溶液。实际工作中常将滴眼剂配成相当于 0.8%～1.2% 氯化钠浓度的溶液，对眼无刺激性。眼用溶液最常用的等渗调节剂为氯化钠、硼酸、葡萄糖、硼砂、氯化钾、甘油等。

（3）抗氧剂：焦亚硫酸钠、亚硫酸氢钠、亚硫酸钠、硫代硫酸钠、维生素 C、硫脲等。

（4）助悬剂与增黏剂：是一类具有黏性的亲水胶体物质。这类物质在水不溶性滴眼液中作为助悬剂以增加分散媒的黏度、减慢微粒的沉降速度，可吸附在微粒表面来阻止微粒聚集结块，如可的松滴眼液及咪康唑滴眼液；又可作为增黏剂在滴眼剂中起到保湿作用，延长药液与眼组织的接触时间。常用的助悬剂与增黏剂有 MC、CMC-Na、PVA、PVP 等。

（5）防腐剂：用于眼部的医用防腐剂需要满足以下几个条件。①抗菌谱广，作用迅速；②无毒，无刺激，无过敏；③性质稳定，可与主药伍用，对容器无反应。常用的防腐剂有对羟基苯甲酸酯类（尼泊金类）、季铵盐类、醇类、有机汞类、其他类等。

4. 滴眼剂的制备工艺流程

（1）药物性质稳定的滴眼剂工艺流程如图 13-1 所示。

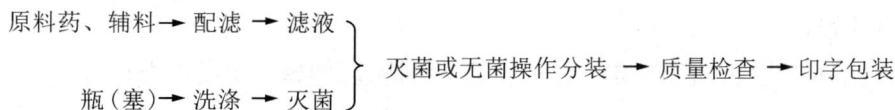

图 13-1　药物性质稳定的滴眼剂制备工艺流程图

（2）对主药不耐热的品种，全部用无菌操作法制备。

（3）对用于眼部手术或眼外伤的制剂，应制成单剂量包装，如安瓿瓶，并按照注射液的生产工艺进行，保证绝对无菌。

5. 滴眼剂的质量检查

应检查 pH、可见异物、金属性异物和装量等质量指标，测定主药含量，检查无菌或微生物限度，以上项目均应符合要求。

三、实验材料与仪器

1. 实验材料　氯霉素、醋酸可的松（微晶）、氯化钠、硼酸、尼泊金甲酯、尼泊金丙酯、硝酸苯汞、聚山梨酯-80、羧甲基纤维素钠、蒸馏水等。

2. 实验仪器　滴眼瓶、充有环氧乙烷的高压灭菌腔室、电子分析天平、配液容器、水浴锅、微孔滤膜过滤器、3号垂熔漏斗、布氏漏斗、200目尼龙布、200目尼龙筛、无菌操作室与操作柜、流通蒸汽灭菌设备、pH计、澄明度检查仪等。

四、实验内容

1. 氯霉素滴眼液

【处方】

氯霉素	0.25 g
氯化钠	0.9 g
尼泊金甲酯	0.023 g
尼泊金丙酯	0.011 g
蒸馏水加至	100 mL

【制备】

取尼泊金甲酯、尼泊金丙酯，加沸蒸馏水溶解，于60℃时溶入氯霉素和氯化钠，过滤，加蒸馏水至全量100 mL，灌装，100℃流通蒸汽灭菌30 min。

【质量检查】

描述产品外观性状，测定 pH，进行可见异物检查（即原澄明度检查）。

2. 醋酸可的松滴眼液（混悬液）

【处方】

醋酸可的松（微晶）	5.0 g
聚山梨酯-80	0.8 g
硝酸苯汞	0.02 g
硼酸	20.0 g
羧甲基纤维素钠	2.0 g
蒸馏水加至	1000 mL

【制备】

取硝酸苯汞溶于处方量 50% 的蒸馏水中，加热至 40℃~50℃，加入硼酸及聚山梨酯-80 并使之溶解，用 3 号垂熔漏斗过滤待用。另将羧甲基纤维素钠溶于处方量 30% 的蒸馏水中，用垫有 200 目尼龙布的布氏漏斗过滤，加热至 80℃~90℃，加醋酸可的松（微晶）搅匀，保温 30 min 后冷至 40℃~50℃，再与上述硝酸苯汞的制备溶液合并，加蒸馏水至全量 1000 mL，200 目尼龙筛过滤两次，分装，封口，100℃流通蒸汽灭菌 30 min。

【质量检查】

描述产品外观性状，测定 pH，进行可见异物检查。

五、实验结果与讨论

1. 将氯霉素滴眼液的质量检验结果填入表 13-1。

表 13-1　氯霉素滴眼液的质量检验结果

项目	外观性状	pH	可见异物检查
结果			

2. 将醋酸可的松滴眼液的质量检验结果填入表 13-2。

表 13-2　醋酸可的松滴眼液的质量检验结果

项目	外观性状	pH	可见异物检查
结果			

六、操作注意事项

1. 氯霉素对热较稳定，配液时加热以加快溶解速度。

2. 氯霉素滴眼液处方中可加硼砂、硼酸作为缓冲剂，亦可调节渗透压，还可增加氯霉素的溶解度，但都不如用生理盐水为溶剂时稳定及刺激性小。

3. 氯霉素滴眼剂在贮藏过程中，效价会逐渐降低，故配液时适当提高投料量，使其在有效贮藏期间效价能符合含量标准。

4. 羧甲基纤维素钠为助悬剂，配液前需要精制。

5. 硼酸为 pH 调节剂和等渗调节剂，因氯化钠能使羧甲基纤维素钠的黏度显著下降，促使结块沉降，改用2%硼酸后，不仅可以改善氯化钠降低黏度的缺点，而且能减轻药液对眼睛黏膜的刺激性。

6. 醋酸可的松滴眼液中不能加入阳离子型表面活性剂，因其与羧甲基纤维素钠有配伍禁忌。

7. 为了防止醋酸可的松滴眼液结块，灭菌过程中应振摇或采用旋转无菌设备，灭菌前后均应检查有无结块。

8. 醋酸可的松微晶的粒径应在 5~20μm，过粗易产生刺激性、降低疗效，甚至会损伤角膜。

七、思考题

1. 氯霉素滴眼液中的氯化钠起什么作用？

2. 醋酸可的松滴眼液中能否加入阳离子型表面活性剂作为抑菌剂？

3. 滴眼剂中选择抑菌剂应考虑哪些问题？

4. 滴眼液制备中应注意哪些问题？怎样控制滴眼剂的质量？

【知识拓展】

1. 可见异物检查法

可见异物系指存在于注射剂、眼用液体制剂和无菌原料药中，在规定条件下目视可以观测到的不溶性物质，其粒径或长度通常大于 50 μm。

可见异物检查法有灯检法和光散射法。一般用灯检法，也可采用光散射法。对灯检法不适用的品种，如用深色透明容器包装或液体色泽较深（一般深于各标准比色液 7 号）的品种可选用光散射法。混悬型、乳状液型的注射液和滴眼液不能使用光散射法。

2. 灯检法

用于本试验的供试品，必须按规定随机抽样。按以下各类供试品的要求，取规定量供试品，除去容器标签，擦净容器外壁，必要时将药液转移至洁净透明的适宜容器内，将供试品置遮光板边缘处，在明视距离(指供试品至人眼的清晰观测距离，通常为25 cm)下，手持容器颈部，轻轻旋转和翻转容器(但应避免产生气泡)，使药液中可能存在的可见异物悬浮，分别在黑色和白色背景下目视检查，重复观察，总检查时限为20 s。供试品装量每支(瓶)在10 mL及10 mL以下的，每次检查可手持2支(瓶)；50 mL或50 mL以上大容量注射液按直、横、倒三步法旋转检视。供试品溶液中有大量气泡产生影响观察时，须静置足够时间至气泡消失后检查。

用无色透明容器包装的无色供试品溶液，检查光照度应为1000~1500 lX；用透明塑料容器包装、棕色透明容器包装的供试品或有色供试品溶液，检查光照度应为2000~3000 lX；混悬型供试品或乳状液供试品溶液，检查光照度应增加至约4000 lX。

对于眼用液体制剂，除另有规定外，取供试品20支(瓶)，按上述方法检查。临用前配制的滴眼剂所带的专用溶剂，应先检查合格后，再用其溶解滴眼用制剂。

3. 结果判定

供试品中不得检出金属屑、玻璃屑、长度超过2 mm的纤维、最大粒径超过2 mm的块状物，以及静置一定时间后轻轻旋转时肉眼可见的烟雾状微粒沉积物、无法计数的微粒群或摇不散的沉淀，在规定时间内较难计数的蛋白质絮状物等明显可见异物。

供试品中若检出点状物、2 mm以下的短纤维和块状物等微细可见异物，生化药品或生物制品若检出半透明、约小于1 mm的细小蛋白质絮状物或蛋白质颗粒等微细可见异物，除另有规定外，应分别符合表13-3和表13-4的规定。

表 13-3　非生物制品注射剂、滴眼剂微细可见异物的结果判定

类别		微细可见异物限度	
		初试20支(瓶)	初试和复试40支(瓶)
注射剂	静脉用	如1支(瓶)检出，复试；如2支(瓶)或以上检出，不符合规定	超过1支(瓶)检出，不符合规定
	非静脉用	如1~2支(瓶)检出，复试如3支(瓶)及以上检出，不符合规定	超过2支(瓶)检出，不符合规定

续表13-3

类别	微细可见异物限度	
	初试 20 支(瓶)	初试和复试 40 支(瓶)
滴眼剂	如 1 支(瓶)检出，符合规定 如 2~3 支(瓶)检出，复试 如 4 支(瓶)及以上检出，不符合规定	超过 3 支(瓶)检出，不符合规定

表 13-4　生物制品注射剂、滴眼剂微细可见异物的结果判定

类别	微细可见异物限度	
	初试 20 支(瓶)	初试和复试 40 支(瓶)
注射剂	装量 50 mL 及以下，每支(瓶)中微细可见异物不得超过 3 个； 装量 50 mL 以上，每支(瓶)中微细可见异物不得超过 5 个	超过 2 支(瓶)超出，不符合规定
滴眼剂	如 1 支(瓶)出，符合规定； 如 2 支(瓶)出，复试； 如 3 支(瓶)及以上检出，不符合规定	超过 3 支(瓶)检出，不符合规定

（王玲娟　张辉　湘南学院）

实验十四

颗粒剂与散剂的制备

一、实验目的

1. 掌握颗粒剂和散剂的制备方法。
2. 熟悉等量递加混合的操作步骤。
3. 熟悉颗粒剂和散剂的常规质量检查方法。

二、实验原理

颗粒剂是指原料药物与适宜的辅料混合制成具有一定粒度的干燥颗粒状制剂,主要用于口服,可直接吞服或冲入水中饮服。实验室制备颗粒剂常采用的是湿法挤压制粒法,其工艺流程:原料药及辅料的处理→制软材→挤压过筛制湿颗粒→干燥→整粒与分级→质量检查→分剂量→包装。制备颗粒剂的关键是控制软材的质量,一般要求"手握成团,轻压即散"。此种软材压过筛网后,可制成均匀的湿粒,无长条、块状物及细粉。软材的质量可通过选择润湿剂或黏合剂、调节辅料的用量、选择合理的搅拌与过筛条件来控制。若原料药为浸出稠膏,因黏性太强,可加入适量 70% ~ 80%乙醇来降低软材的黏性。湿颗粒制成后,应及时干燥。干燥温度应逐渐上升,一般控制在 60℃ ~ 80℃ 。

散剂是指原料药物与适宜辅料经粉碎、均匀混合制成的干燥粉末状制剂,分为口服散剂和局部用散剂。散剂的制备工艺流程:物料→粉碎→过筛→混合→分剂量→质量检查→包装。散剂制备的重要操作之一是混合,直接关系到药物的剂量准确、用药安全与有效性。实验室常用的混合方法有研磨混合法。毒性药品等特殊药品因用药剂量小,常在制备时添加一定比例的稀释剂制成稀释散(或倍散)。配置倍散时应采用等量递加法,即配研法。

三、实验材料与仪器

1.实验材料　板蓝根、维生素C、糖粉、乙醇、糊精、柠檬酸、滑石粉、甘草、朱砂、薄荷脑、薄荷油、樟脑、水杨酸、升华硫、淀粉等。

2.实验仪器　药筛、研钵、烘箱、电子天平、水浴锅、接料盘、药匙等。

四、实验内容

(一)颗粒剂制备

1.板蓝根颗粒的制备

【处方】

板蓝根	50.0 g
糖粉	30.0 g
糊精	10.0 g
95%乙醇	适量

【制备】

(1)取板蓝根,浸泡30 min,加水煎煮2次。第一次煎45 min,过滤,留煎液;药渣加4~5倍水,第二次煎煮30 min,过滤,留煎液。

(2)合并两次煎液,滤过,滤液浓缩至1∶1(约50 mL)。

(3)加入95%乙醇,边加边搅拌,使溶液含醇量为60%,搅匀,静置沉淀,取上清液,回收乙醇并浓缩至相对密度为1.30~1.33的稠膏状(约10 mL)。

(4)取稠膏冷至40℃左右,加入糖粉和糊精,混匀,加入95%乙醇,边加边搅拌,制成软材,挤压软材过14目筛制得湿颗粒,60℃干燥湿颗粒15 min得干颗粒,将干颗粒过12目筛整粒,即得。

2.维生素C颗粒的制备

【处方】

维生素C	1.0 g
糖粉	9.0 g
糊精	10.0 g
柠檬酸	0.1 g
50%乙醇	适量

【制备】

(1)将维生素 C、糖粉、糊精分别过 100 目筛,备用。

(2)往研钵中加入维生素 C 和柠檬酸,研磨均匀。

(3)用等量递加法加入糊精、糖粉,混匀。

(4)加入适量 50%乙醇制软材。

(5)取 16 目尼龙筛,挤压过筛,得到湿颗粒。

(6)将湿颗粒转置烘箱中,60℃干燥约 20 min,得干颗粒。

(7)将干颗粒过 12 目筛整粒,即得。

(二) 散剂制备

1.痱子粉的制备

【处方】

樟脑	0.15 g
薄荷脑	0.15 g
硼酸	2.1 g
氧化锌	1.5 g
水杨酸	0.25 g
升华硫	1.0 g
淀粉	2.5 g
薄荷油	0.15 mL
滑石粉加至	25.0 g

【制备】

(1)取樟脑、薄荷脑,混合研磨至共熔,加入薄荷油混合,加入淀粉混匀。

(2)将水杨酸、硼酸、氧化锌、升华硫分别研细、混匀。

(3)按等量递加法加入滑石粉至 25 g,研磨混匀。

(4)过 120 目筛,收集筛分后的粉末,即得。

2.益元散的制备

【处方】

滑石粉	6 g
甘草	1 g
朱砂	0.3 g

【制备】

(1)朱砂水飞成极细粉,滑石粉、甘草各粉碎成细粉,过 100 目筛。

(2)取少量滑石粉置于研钵内先行研磨,以饱和研钵的表面能,再将朱砂置研钵中,以等量递加法加入滑石粉，混合均匀，倾出。

（3）取甘草置研钵中，以等量递加法加入上述混合粉末，研匀，即得。

五、实验结果与讨论

1. 颗粒剂

观察所制备的颗粒剂，参照《中华人民共和国药典》（2020年版）中颗粒剂检查项目进行质检评价，将实验结果填入表14-1。

表14-1 颗粒剂的质量评价结果

品名	外观(颜色、气味、形态)	粒度	溶化性
板蓝根颗粒			
维生素 C 颗粒			

2. 散剂

观察所制备的散剂，参照《中华人民共和国药典》（2020年版）中散剂检查项目进行质检评价，将实验结果填入表14-2。

表14-2 散剂的质量评价结果

品名	外观(颜色、气味、形态)	外观均匀度	粒度
痱子粉			
益元散			

六、操作注意事项

1. 板蓝根稠膏应具有适宜的相对密度，在制软材中必要时可加适当浓度的乙醇，以调整软材的干湿度，利于制粒与干燥；干燥时温度不宜过高，并应及时翻动。

2. 板蓝根稠膏与糖粉、糊精混合时，稠膏的温度在40℃左右为宜。过高，糖粉融化，软材粘性太强，使颗粒坚硬；过低，难以混合均匀。

3. 因薄荷脑和樟脑可形成低共熔混合物，故使之先共熔，再与其他粉末混匀。

4. 为保证微生物限度符合规定，制备时先将滑石粉、氧化锌150℃干热灭菌1 h。

5. 散剂制备过程中若各组分比例悬殊，应采用等量递加法（配研法），以利于药物组分混合均匀。

6. 处方中朱砂质重色深、有毒且量少，而滑石粉色浅、量大，宜采用打底套色法混合。

七、思考题

1. 制备颗粒剂的关键是什么？
2. 散剂的混合操作时应注意哪些问题？
3. 中药颗粒剂的制备中为何选用乙醇制粒？

（肖兰 长沙卫生职业学院）

实验十五

硬胶囊剂的制备

一、实验目的

1. 掌握硬胶囊剂制备的一般流程。
2. 掌握硬胶囊剂的质量检查项目及检测方法。

二、实验原理

胶囊剂是指原料药物（或加入适宜辅料）填充于空心硬质胶囊或密封于软质囊材中的固体制剂。胶囊剂可分为硬胶囊剂和软胶囊剂。硬胶囊剂（通称为胶囊）是指采用适宜的制剂技术，将原料药物或加适宜辅料制成的均匀粉末、颗粒、小片、小丸、半固体或液体等，填充于空心胶囊中的胶囊剂。硬胶囊剂的一般制备工艺流程：空胶囊与内容物准备→内容物的填充→封口→抛光→质量检查→包装。

空胶囊分上下两部分，分别称为囊帽与囊体。空胶囊根据有无颜色，分为无色透明、有色透明与不透明3种类型；根据锁扣类型，分为普通型与锁口型两类。内容物可根据药物性质和临床需要制备成不同形式的内容物，主要有粉末、颗粒和微丸3种形式。

填充空胶囊：大量生产可用全自动胶囊填充机填充药物，使用胶囊抛光机清除吸附在填充好药物的胶囊外壁上的细粉，使胶囊光亮；小量制备可用胶囊填充板充填或手工法填充药物，充填好的胶囊用洁净的纱布包起，轻轻搓滚，使胶囊光亮。

三、实验材料与仪器

1. 实验材料　维生素 C 颗粒、明胶空胶囊。
2. 实验仪器　胶囊填充板、电子天平、称量纸、药匙、棉签。

四、实验内容

维生素 C 胶囊的制备：参考本书实验十七制得维生素 C 颗粒，将维生素 C 颗粒（约 20 g，制备 50 粒）作为胶囊内容物，选择适当规格的空胶囊，填充硬胶囊。

1. 手工操作法

（1）将维生素 C 颗粒置于白纸或洁净的玻璃板上，用药匙铺平并压紧，厚度约为胶囊体高度的 1/4 或 1/3。

（2）手持胶囊体，口垂直向下插入药物粉末，使药粉压入胶囊内，同法操作数次，至胶囊被填满，使其达到规定的重量后，套上胶囊帽，即得。

2. 板装法

（1）选择适宜规格的明胶空胶囊备用，并准备配套的有机玻璃胶囊板。

（2）把排列板放到帽板上，放入适量囊帽并晃动，使胶囊帽口都向上落入胶囊板的胶囊孔中。

（3）倒出多余胶囊帽，取下排列板，将排列板放在体板上，放入适量胶囊体并晃动，使胶囊体口部向上落入胶囊孔中，倒出多余胶囊体，拿掉排列盘。

（4）在体板上倒上适量颗粒并用刮板来回刮动使颗粒均匀进入胶囊，再刮净多余颗粒。

（5）把中间板孔径大的一面盖在帽板上，使胶囊帽的口部进入中间板的套合孔中。

（6）将重叠的帽板和中间板翻转盖在已装好颗粒的体板上并对齐，手轻轻地摇晃下压，使胶囊呈预锁合状态，用力下压使囊体锁合，随即翻转整套板，拿掉帽板，取出中间板，填充好的胶囊都在中间板上。

（7）翻转中间板，胶囊落入容器中，得到填充好的胶囊。

五、实验结果与讨论

观察所制备胶囊的外观，并参照《中华人民共和国药典》（2020年版）中胶囊剂检查项目对制得的胶囊进行质检评价，将实验结果记录于表15-1。

1. 装量差异检查

（1）取20粒（中药10粒）胶囊分别精密称定重量。

（2）将内容物完全倾出（不得损失囊壳），硬胶囊囊壳用小刷或其他适宜的用具（棉签）拭净；再分别精密称定囊壳重量。

（3）求出每粒内容物的装量与平均装量。

（4）将每粒装量与平均装量进行比较，超出装量差异限度的不得多于2粒，并不得有1粒超出装量差异限度的1倍，则装量差异检查合格。

注意事项：倾出内容物时，必须倒干净，并将胶囊壳拭净。

2. 崩解时限检查

取制得的硬胶囊6粒，按片剂的装置与方法（胶囊如漂浮于液面，可加挡板）进行崩解时限的检查。硬胶囊应在30 min内全部崩解；如有1粒不能完全崩解，应另取6粒复试，均应符合规定。

表 15-1　胶囊剂的质量评价结果

品名	外观性状	装量差异	崩解时限
维生素 C 胶囊			

六、操作注意事项

1. 手工操作填充过程中所施压力应均匀，以使胶囊剂的装量差异符合规定。

2. 为使填充好的胶囊剂外形美观、光亮，可用喷有少许液状石蜡的洁净纱布轻轻滚搓，擦去胶囊剂外面粘附的药粉。

3. 板装法应注意检查囊体、囊帽填入体板、帽板的方向是否正确。

4. 实验过程中应注意双手及台面的洁净。

七、思考题

1.填充硬胶囊时应注意哪些问题以保障胶囊质量合格？

2.硬胶囊剂的质量检查项目有哪些？

颗粒剂、胶囊剂
与散剂的制备

（黄晓珊　长沙卫生职业学院）

实验十六

片剂的制备及相关质量评价

Ⅰ. 粉末直接压片制备维生素 B_2 片

一、实验目的

1. 掌握粉末直接压片法辅料的流动性、压缩成形性和容纳性的检测方法。
2. 掌握粉末直接压片法处方设计步骤及直接压片法制备片剂的质量特点。
3. 了解压片过程中各种压力参数的测定方法及意义。

二、实验原理

粉末直接压片是指将药物的粉末与适宜的辅料混合后，不经制粒而直接压片的方法。压片的目的是解决粉末的流动性和压缩成形性。如果粉末本身能满足压片的流动性与压缩成形性的要求，就可以用粉末直接压片。通常药物粉末的流动性和压缩成形性达不到要求，对剂量较小的药物(<50 mg)，可以选择适宜的辅料，以改善药物粉末的流动性和压缩成形性。由此可见，粉末直接压片法处方设计的关键在于选择合适的辅料和确定其用量。粉末直接压片的辅料除符合上述两项要求外，还需要有 20%~30% 的药物容纳量(即加入较多的药物而不致对其流动性和压缩成形性产生明显的不良影响)及润滑性。常用于粉末直接压片的辅料：国外有微晶纤维素(商品名 Avicel 101，Avicel 102)、喷雾干燥乳糖、磷酸二氢钙水化物等；国内有微晶纤维素、可压性淀粉等。此外，粉末直接压片需要加优良的助流剂，如微粉硅胶等。

在药剂学中，粉末的流动性常用休止角和流出速度等表示。将粉末堆成尽可能陡的堆（圆锥形），堆的斜边和水平的夹角，即为休止角。一般认为，粉末的休止角小于 30° 时，其流动性较好，休止角大于 40° 的粉末流动性不好。休止角测定方法有固定漏斗法、固定圆锥底法及倾斜箱法等。粉末的流动性主要受原料药或辅料本身特性的影响，此外，粒子大小、分布、形态及含量等对流动性也有明显影响。

物料的压缩成形性是指物料是否容易压缩成片的性能。片剂的硬度、抗张强度及弹性复原率等可以评价物料的压缩成形性。弹性复原是指片剂由膜孔推出后，由于内应力的作用而使片剂发生膨胀的现象，弹性复原率高的片剂易裂片。

粉末直接压片法可简化片剂生产过程，缩短生产周期，节约厂房设备，减少能耗。粉末直接压片不用粘合剂，不存在颗粒崩解问题，可加速片剂的溶出；在制片过程中药物免受湿热的作用，有利于药物的稳定性。

三、实验材料与仪器

1. 实验材料　维生素 B_2、可压性淀粉、微晶纤维素、微粉硅胶、硬脂酸镁。

2. 实验仪器　旋转式压片机、智能溶出度测定仪、UV762 紫外分光光度计、ZPJ-4 片剂四用仪。

四、实验内容

1. 辅料流动性检测

辅料流动性检测参照本书实验六。注意：本实验中的辅料均须过 80 目筛。

(1) 休止角测定：采用固定圆锥底法。取底盘直径为 7 cm 的培养皿，将两只玻璃漏斗上下交错重叠，固定在铁架台上，下漏斗出口与底盘距离为 3.5~6.0 cm；分别取微晶纤维素、可压性淀粉、结晶乳糖粉末若干，从上部漏斗慢慢加入，使辅料经过两只漏斗的缓冲逐渐堆积在底盘上，形成锥体，直至得到最高的锥体为止。测定锥体的高度（H），每种样品各测定 3 次，取平均值，按下式计算休止角。

$$a = \mathrm{arctg}(H/R) \tag{16-1}$$

式（16-1）中，a 为休止角，R 为底盘半径。

(2) 助流剂的筛选：取可压性淀粉 3 份，每份 30 g，分别加入助流剂滑石粉、微粉硅胶、硬脂酸镁各 0.3 g，用等量稀释法混合均匀，制成 3 份含 1% 助流剂的可压性淀粉粉末，按方法（1）分别测定休止角。

2. 压缩成形性检测

(1)取含 1% 硬脂酸镁的可压性淀粉粉末 150 g，备用。

(2)另取结晶乳糖 150 g，加入硬脂酸镁 1.5 g，混匀，配成含 1% 硬脂酸镁的结晶乳糖粉末，备用。

将上述两种粉末，在安装有压力测定装置的压片机上，分别在高、中、低 3 个压力下(约 1200 kg、900 kg、600 kg，须准确测定)直接压片。测量并记录上冲压力、模壁压力和受压时的片厚(H_0)等数据；分类收集各压力下制成的片剂，分别测定片剂的硬度和片厚(H_1)(解除压力后)。以上冲压力为横坐标，分别以硬度、模壁压力为纵坐标作图，检测直接压片辅料的压缩成形性。

将测定的片厚 H_0 和压力测定装置记录的片厚 H_1 数据代入下式，计算弹性复原率(ER)。

$$ER(\%) = \left[(H_1 - H_0) / H_0\right] \times 100\% \tag{16-2}$$

以上冲压力为横坐标，ER 为纵坐标作图，考察片剂的裂片趋势。

(3)辅料容纳性检测：取含 1% 微粉硅胶的可压性淀粉 120 g，分成 3 份，分别为 45 g、40 g、35 g，分别加入对乙酰氨基酚 5 g、10 g、15 g；于每份中加入 1 g 硬脂酸-滑石粉(1∶1)，混匀，每份制得混合粉末 51 g；将上述 3 种粉末，在同一压力下直接压片，观察压片过程中粉末流动性及片剂的外观，并测定片剂的硬度，以检测可压性淀粉容纳药物的能力。

3. 直接压片法制备维生素 B_2 片

【处方】

维生素 B_2(80 目粉)	3.0 g
可压性淀粉	45.5 g
硬脂酸-滑石粉(1∶1)	1.0 g
微粉硅胶	0.5 g

【制备】

将维生素 B_2 研细，按等量递加稀释法，与可压性淀粉混合，再加入硬脂酸-滑石粉(1∶1)细粉和微粉硅胶，混匀，直接压片。

【质量检查】

取自制的片剂，参照本书实验八，测定其崩解时间。

五、实验结果与讨论

1. 将辅料流动性检测结果填入表 16-1。

表 16-1　辅料流动性检测结果

样品	锥高/cm				α
	H_1	H_2	H_3	H	
微晶纤维素					
可压性淀粉					
结晶乳糖					

结论：_____。

2. 将助流剂筛选实验结果填入表 16-2。

表 16-2　助流剂筛选实验结果

样品	锥高/cm				α
	H_1	H_2	H_3	H	
滑石粉					
微粉硅胶					
硬脂酸镁					

结论：_____。

3. 将压缩成形性检测结果填入表 16-3。

表 16-3　压缩成形性检测结果

样品	上冲压力 /KN	模壁压力 /KN	片剂硬度/kg				H_0	片剂厚度/mm H_1				ER
			1	2	3	均值		1	2	3	均值	
可压性淀粉	高											
	中											
	低											
结晶乳糖	高											
	中											
	低											

结论：_____。

4. 作图

分别用片剂硬度、弹性复原率、模壁压力对上冲压力作图，检测辅料的流动性、压缩成形性。

六、操作注意事项

1. 药物与辅料的性质要相近

进行粉末直接压片时，药物与辅料的堆密度、粒度及粒度分布等物理性质要相近，以利于混合均匀。尤其对于是规格较小、需测定含量均匀度的药物，必须慎重选择各种辅料。

2. 不溶性润滑剂须最后加入

用于粉末直接压片的不溶性润滑剂一定要最后加入。将原料药与其他辅料混合均匀后，再加入不溶性润滑剂，并且要控制好混合时间，否则会严重影响片剂崩解或药物溶出。另外，以可压性淀粉、微晶纤维素等为辅料时，如果硬脂酸镁的用量较多且混合时间较长，片剂则会有软化现象，所以硬脂酸镁的用量一般应在 0.75% 以下，而且要对混合时间、转速及强度进行验证。

3. 混合后要进行含量测定

与常规湿法制粒的生产工艺一样，进行粉末直接压片的原料药与辅料混合后要进行含量测定，以确保中间产品和成品的质量符合规定标准。

4. 小试后须进行充分的试验放大。一般情况下，用粉末直接压片工艺压制的不合格片剂不宜返工。因为返工须将片剂重新粉碎，粉碎后物料的可压性会明显降低，不适合直接压片。所以，从小试至大生产，必须进行中试，并经过充分的验证，且中试应采用与大生产相同类型的设备，使确定的参数对大生产有指导作用。

5. 微晶纤维素的使用

片剂硬度和脆碎度不合格时，可以加入微晶纤维素，其用量可达 65%；还可以采用先压成大片，然后破碎成颗粒，再行压片的方法。

6. 及时处理压片中的异常情况

在压片过程中，应按标准操作程序及时取样，观察片剂的外观及测定片重差异、硬度、脆碎度、崩解时间、片厚等质量指标，以及设备的运行情况。当出现异常情况应及时报告并采取应急措施，详细记录异常现象和处理结果，进行详细的分析，以确保产品质量。

七、思考题

1. 探讨休止角与粉末流动性的关系。
2. 在助流剂筛选实验中强调平行操作的目的。
3. 探讨弹性复原率的物理意义和与片剂裂片趋势的关系。

粉末直接压片
制备维生素B₂片

II.转动包衣技术制备阿司匹林肠溶片

一、实验目的

1. 通过阿司匹林肠溶片的制备，熟悉片剂的基本工艺过程。
2. 熟悉薄膜衣材料的组成及其特性；掌握薄膜衣的基本操作。
3. 了解单冲压片机的基本构造及使用方法；了解包衣机的基本结构及使用方法。

二、实验原理

片剂是指药物与辅料均匀混合，通过制剂技术压制而成的圆片或异形片状的固体制剂。片剂的制备方法通常包括湿法制粒压片、干法制粒压片和直接压片。其中，应用较广泛的是湿法制粒压片，其适用于对湿热稳定的药物。片剂的制备要点如下。

（1）原料药与辅料应混合均匀。含量小的药物可根据药物的性质采用等量递加法使药物分散均匀。

（2）凡遇热易分解的药物，在制片过程中应避免受热分解；凡具有挥发性的药物，可采用空白颗粒法制备。

（3）凡具有不良嗅味、刺激性、易潮解或遇光易变质的药物，制成片剂后，可包糖衣或薄膜衣；对一些遇胃酸易破坏、对胃有较强刺激性或为治疗结肠部位疾病在肠内释放的药物，制成片剂后应包肠溶衣。为减少某些药物的不良反应，减少用药频率，避免或减少血浓峰谷现象，提高患者的顺应性并提高药物疗效和安全性，可制成缓释制剂或控释制剂。

薄膜衣与糖衣相比，具有生产周期短、效率高、片重增加不大（一般增加 3%～5%）、包衣过程可实行自动化、对崩解的影响小等特点。目前常用的压片机有撞击式单冲压片机和旋转式多冲压片机。

三、实验材料与仪器

1. 实验材料　乙酰水杨酸（粒状结晶）、微晶纤维素、羟丙甲纤维素（HPMC）、酒石酸、滑石粉、Ⅱ号丙烯酸树脂、邻苯二甲酸二乙酯、蓖麻油、柠檬黄、聚山梨酯-80 等。

2. 实验仪器　电子天平、单冲压片机、包衣机、乳钵（中号）、喷枪、空气压缩机、烘箱、电吹风、搪瓷盘、不锈钢筛网（40 目、80 目）、尼龙筛网（16 目、18 目）、冲头（5.5 mm 浅凹冲）等。

四、实验内容

1. 乙酰水杨酸片芯的制备
【处方】

	每片用量（mg）	500 片用量（g）
乙酰水杨酸（80 目）	25.0	12.5
淀粉	36.0	18.0
微晶纤维素	30.0	15.0
羧甲基淀粉钠	5.0	2.5
酒石酸（或枸橼酸）	0.8	0.4
2% HPMC 醇水液	适量	适量
4% 滑石粉	适量	适量

【制备】

将乙酰水杨酸（80 目）与淀粉、微晶纤维素、羧甲基淀粉钠用 40 目不锈钢筛混合均匀；加入预先配好的 2% HPMC 醇水溶液（内含酒石酸或枸橼酸）制成软材，通过 18 目不锈钢筛或尼龙筛制粒；湿颗粒于50℃~60℃烘箱干燥1~2 h，干颗粒过18目筛整粒，加入滑石粉充分混匀，用5.5 mm浅凹冲模压片。

2.包衣片的制备

【处方】

Ⅱ号丙烯酸树脂	10 g
邻苯二甲酸二乙酯	2 g
蓖麻油	4 g
聚山梨酯-80	2 g
滑石粉（120目）	3 g
钛白粉（120目）	适量
柠檬黄	适量
85%乙醇加至	200 mL

【制备】

将包衣材料用85%乙醇溶液浸泡过夜并溶解；加入邻苯二甲酸二乙酯、蓖麻油和聚山梨酯-80研磨均匀，另将其他成分加入上述包衣液研磨均匀，即得。

【包衣操作】

将制得的乙酰水杨酸片芯置于包衣锅内。片床温度控制在40℃~50℃，转速为30~40转/min。将配制好的包衣溶液用喷枪连续喷雾于转动的片剂表面。随时根据片剂表面干湿情况，调控片剂温度和喷雾速度。控制包衣溶液的喷雾速度，保证其与溶媒挥发速度相平衡，即以片面不太干也不太潮湿为宜。一旦发现片剂较湿（滚动迟缓），立即停止喷雾以防粘连，待片剂干燥后再继续喷雾。控制包衣片的增重为片芯的4%~5%。将包好的肠溶衣片，置于30℃~40℃烘箱干燥3~4 h。

五、实验结果与讨论

1.外观检查

本品为阿司匹林肠溶包衣片，衣层外观完整光滑，色泽一致，除去包衣后显白色。

2.重量差异检查

取供试品20片，精密称定总重量，求得平均片重后，再分别精密称定每片重量。每片重量与标示片重相比较（凡无标示片重的片剂，每片重量应与平均片重比较），超出重量差异限度的药片不得多于2片，并不得有1片超出限度的1倍。片剂的重量差异限度如表16-4。糖衣片的片芯应检查重量差异并符合规定，包糖衣后不再检查重量差异。薄膜衣片应在包薄膜衣后检查重量差异并符合规定。凡规定检查含量均匀度的片剂，一般不再进行重量差异检查。

表 16-4　片剂的重量差异限度表

平均片质量	重量差异限度
0.30 g 以下	±7.5%
0.30 g 或 0.30 g 以上	±5%

3. 溶出度检查

参考本书实验八对阿司匹林肠溶包衣片进行溶出度的测定。

六、操作注意事项

1. 小剂量乙酰水杨酸应先粉碎过 80 目不锈钢筛；与辅料混合时，常采用逐级稀释法 (等容量递增法)，并反复过筛、混合，以确保混合均匀。

2. 粘合剂用量要恰当，以手握软材时可成团块、手指轻压软材时又能散裂而不成粉状为度；将软材挤压过筛，制得的颗粒应以无长条、块状和过多的细粉为宜。

3. 乙酰水杨酸在湿热下不稳定，尤其遇铁质易变色并水解成水杨酸和醋酸，前者对胃有刺激性。用含有少量酒石酸或枸橼酸(约为乙酰水杨酸量的 1%)淀粉浆混匀后制粒，也可采用乙醇或 2%~5% HPMC 醇水溶液作为粘合剂，以增加主药的稳定性。硬脂酸镁和硬脂酸钙能促进乙酰水杨酸的水解，故用滑石粉作润滑剂。该药制得的片剂干燥温度宜控制在 50℃~60℃，以防高温导致药物不稳定。

4. 在包衣前，可先将乙酰水杨酸片芯在 50℃ 干燥 30 min，吹去片剂表面的细粉。由于片剂较少，在包衣锅内纵向粘贴若干 1~2 cm 宽的长硬纸条或胶布，以增加片剂与包衣锅的摩擦，改善滚动性。

5. 必须选用不锈钢包衣锅，因乙酰水杨酸等药物遇金属不稳定，可先在包衣锅内喷雾覆盖一层包衣膜。

6. 喷雾较快时片剂表面若开始潮湿，在包衣锅内的滚动将减慢，翻滚困难，应立即停止喷雾并干燥。

7. 包衣温度应适宜，以避免温度过高使药物分解或使片剂表面产生气泡，导致衣膜与片芯分离。

七、思考题

1. 小剂量药物在压片过程中可能出现哪些质量问题？如何解决？

2. 哪些药物制剂需要包肠溶衣？举例叙述肠溶型薄膜衣与胃溶型薄膜衣包衣材料有何区别？

3. 对湿热不稳定的药物进行片剂处方设计时应考虑哪些问题？

4. 薄膜衣制备过程中可能出现哪些问题？如何解决？

流化床胞衣技术
制备阿司匹林肠溶片

（何雄　李海刚　长沙医学院）

实验十七

芦丁滴丸的制备与质量分析

一、实验目的与要求

1. 熟悉滴制法制备滴丸的原理。
2. 掌握滴制法制备芦丁滴丸的操作工艺。
3. 掌握芦丁滴丸常规质量检查与溶出度的测定。

二、实验原理

滴丸剂是指固体或液体药物与适当基质加热熔融成溶液、混悬液或乳液后，滴入不相溶的冷凝液中，收缩冷凝成丸的一种新型制剂。其成型与基质种类、含药量、冷凝液及冷却温度等因素有关。

滴丸基质主要分为水溶性基质与非水溶性基质两大类。常用的水溶性基质有聚乙二醇（PEG4000 和 PEG6000）、聚乙烯吡咯烷酮（PVP）、聚氧乙烯单硬脂酸脂（S-40）、硬脂酸钠、甘油、明胶、尿素、泊洛沙姆等。其中，PEG4000 和 PEG6000 具有熔点低（55℃ ~ 60℃）、毒性小、化学性质稳定、良好的水溶性、可与多数药物配伍等优点，还可溶于多种有机溶剂，能使难溶性药物以分子状态分散于基质中，因而被应用广泛。常用的非水溶性基质有硬脂酸、单硬脂酸甘油酯、虫蜡、氢化植物油、硬脂醇、鲸蜡醇、半合成脂肪酸酯等。非水溶性基质可使药物缓慢释放，也可与水溶性基质合用以调节熔点。

冷凝液可分为油性冷凝液和水性冷凝液。常用的油性冷凝液有二甲硅油、液体石蜡、甲基硅油、植物油等；常用的水性冷凝液有水溶液、不同浓度的醇溶液、稀酸溶液等。冷凝液选择原则：相对密度与基质相差较小，避免丸剂上浮或下沉过快。

本实验以水微溶性药物芦丁为主药，PEG4000、PEG6000 为基质。采用溶剂-熔融法使芦丁分子插入基质 PEG4000、PEG6000 分子中，滴制成固体分散体滴丸。该滴丸可提高芦丁溶解度与溶出速率，增加芦丁生物利用度。

三、实验材料与仪器

1.实验材料　芦丁、PEG4000、PEG6000、氢氧化钠、亚硝酸钠、硝酸铝、盐酸、无水甲醇、二甲硅油或液体石蜡、滤纸等。

2.实验仪器　滴丸机、万分之一分析天平、紫外分光光度计、溶出度仪、恒温水浴锅、温度计、100 mL 容量瓶、25 mL 容量瓶、烧杯、玻璃棒、蒸发皿、滴管、直尺等。

四、实验内容

芦丁滴丸的制备及质量分析。

【处方】

芦丁	2 g
甲醇	适量
PEG4000	11.2 g
PEG6000	2.8 g

【制备】

(1) 芦丁与混合基质(PEG4000 ∶ PEG6000 = 4 ∶ 1)熔融液的制备：称取处方量 PEG4000、PEG6000 于 100 mL 烧杯中，混合均匀，静置于 90℃水浴加热至 PEG 熔融，得基质溶液备用；称取处方量芦丁加入适量无水甲醇，水浴加热溶解备用；将芦丁甲醇溶液加入基质溶液，搅拌混合均匀，直至甲醇挥尽，继续静置于 90℃水浴中保温 20 min，待气泡除尽，得到芦丁-基质熔融液备用。

(2) 安装简易滴丸装置：取约 20×14×8 cm 塑料槽，放入冰块作为冷凝槽；取 500 mL 烧杯，加入二甲硅油 300 mL，置于冷凝槽中，搅拌至二甲硅油温度降至 3℃；距二甲硅油液面 4 cm 高处用马克笔做记号，并用人工滴管控制滴速。

(3) 滴丸的制备：滴管吸取 90℃水浴保温的芦丁-基质熔融液，于高于冷凝液面 4 cm 处匀速(40 滴/min)滴入 3℃二甲硅油，待冷凝完全，倾去冷凝液，收集滴丸，并用滤纸除去滴丸上的冷凝液，自然干燥后称重，计算产率。

【质量检测】

（1）外观、性状、直径：取样品 10 丸，平铺于白底板上，置于 75 W 光源下 60 cm 处，距离滴丸 30 cm，以肉眼观察 30 s，并测量直径。芦丁滴丸应呈球状，大小均匀，色泽一致。

（2）重量差异：取滴丸 20 丸，精密称定总重量，求得平均丸重，再分别精密称定各丸重量。每丸重量与平均丸重相比较，超出重量差异限度的滴丸不得多于 2 丸，并不得有 1 丸超出限度的 1 倍。滴丸剂的重量差异限度如表 17-1。

表 17-1　滴丸剂的重量差异限度

标示丸重或平均丸重	重量差异限度
0.03 g 及 0.03 g 以下	±15%
0.03 g 以上至 0.1 g	±12%
0.1 g 以上至 0.3 g	±10%
0.3 g 以上	±7.5%

（3）溶出度。

标准曲线的建立：精密称量芦丁标准品 15 mg 于 50 mL 容量瓶中，60%乙醇稀释并定容至刻度，得 0.3 mg/mL 芦丁标准品溶液。精密吸取芦丁标准品溶液 1 mL、2 mL、3 mL、4 mL、5 mL、6 mL 分别置于 25 mL 容量瓶中，加入 5%亚硝酸钠溶液 1 mL，摇匀，放置 5 min，再加入 10%硝酸铝溶液 1 mL，摇匀，放置 5 min，再加入 4%氢氧化钠溶液 10 mL，加入 60%乙醇至刻度，摇匀，静置 15 min。随行试剂为空白，505 nm 波长处测定吸光度，以含量为纵坐标，以吸光度 A 为横坐标，作芦丁标准曲线（在芦丁的最大吸收波长 505 nm 处，PEG4000、PEG6000 无干扰）。

体外溶出度的测定：参照本书实验八进行溶出度实验操作，并按标准曲线方法测定芦丁溶出度。

五、实验结果与讨论

1.将芦丁滴丸直径检查结果填入表 17-2。

表 17-2　芦丁滴丸直径

编号	1	2	3	4	5	6	7	8	9	10
直径/mm										

3. 按照重量差异检测标准对芦丁滴丸进行重量差异检测, 实验结果填入表 17-3。

表 17-3　芦丁滴丸重量差异的测定结果

	1	2	3	4	5	6	7	8	9	10
丸重/g										
	11	12	13	14	15	16	17	18	19	20

总重/g	平均丸重/g	重量差异限度	超限的丸数	超限 1 倍的丸数	结论

3. 按照溶出度实验操作, 建立标准曲线, 计算 5 min、10 min、15 min、20 min、25 min、30 min、45 min、60 min 溶出液的芦丁含量, 实验结果填入表 17-4。

表 17-4　芦丁滴丸溶出度的测定结果

取样时间/min	稀释倍数	吸光度 A	累积溶出量/%
5			
10			
15			
20			
25			
30			
45			
60			

六、操作注意事项

1. 熔融液内的甲醇与气泡必须除尽, 才能使滴丸呈高度分散状态且外形光滑。
2. 保温水浴用来控制贮液筒内熔融液的黏度, 应以能顺利滴出为标准。
3. 冷凝液的高度, 滴口离冷凝液的距离, 以及水浴的温度均可影响滴丸的外形和黏度。

　　4. 含药量过高会在滴丸冷却成型或贮放后出现表面析晶的现象。

　　5. 滴制时药液温度不得低于 80℃，否则在滴口易凝固不易滴下。

　　6. 冷凝液的温度一般不超过 5℃，可通过冰、盐、水按比例调整冰浴槽温度，高于 5℃ 可能会出现滴液未完全凝固而粘连。

七、思考题

　　1. 滴丸在应用上有哪些特点？

　　2. 根据药物性质，可制备出哪些种类的滴丸？

　　3. 影响滴丸的成型、性状与重量的因素有哪些？实际操作中如何控制？

芦丁滴丸的制备
与质量分析

（蒋亚超　张辉　湘南学院）

实验十八

膜剂的制备

一、实验目的

1. 掌握小剂量膜剂的制备方法和操作要点。
2. 熟悉常用成膜材料的性质与特点。
3. 了解膜剂的质量评价方法。

二、实验原理

膜剂是指将药物溶解或均匀分散在成膜材料中制成的薄膜状剂型,可供口服、口含、舌下给药或黏膜给药。一般膜剂的厚度 0.1~0.2 mm,其面积依据临床应用有差别,如面积 1 cm² 的可供口服,0.5 cm² 的可供眼用。膜剂按结构可分为单层膜、多层膜与夹心膜等。

膜剂成型主要取决于成膜材料。常用的成膜材料有天然高分子材料,如明胶、阿拉伯胶、琼脂、海藻酸及其盐、纤维素衍生物等。常用的人工合成高分子材料有丙烯酸树脂类、乙烯类高分子聚合物,如聚乙烯醇(PVA)及聚乙烯醇缩乙醛、聚乙烯吡咯烷酮(PVP)、乙烯-醋酸乙烯共聚物(EVA)及丙烯酸类等。其中,最常用的成膜材料为聚乙烯醇(PVA),该材料为白色或淡黄色粉末或颗粒,微有特殊臭味。国内应用的多为 PVA 05-88 和 PVA 17-88 两种规格,平均聚合度分别为 500 和 1700。前者聚合度小,相对分子量小,在水中溶解度较大而黏度较小;后者聚合度大,相对分子量大,在水中溶解度较小而黏度较大。这两种规格的 PVA 醇解度均为88%,此时水溶性最好,在温水中能很快溶解,其4%的水溶液 pH 约为 6。膜剂处方中除主药和成膜材料外,一般还需加入增塑剂、表面活性剂、填充剂、着色剂等附加剂。膜剂制备时须根据成膜材料性质加入适量的脱模剂,如以水溶性成膜材料 PVA 为成膜材料时,可采用液体石蜡作为脱模剂。

膜剂的制备方法有多种,一般采用匀浆制膜法,其工艺流程如图 18-1 所示。将成膜材料溶解于水中,过滤,将主药加入,充分搅拌溶解。不溶于水的主药可以预先制成微晶或粉碎成细粉,用搅拌或研磨等方法均匀分散于浆液中,脱去气泡。小量制备时倾向于平板玻璃上涂成宽厚一致的涂层,大量生产可用涂膜剂涂膜。

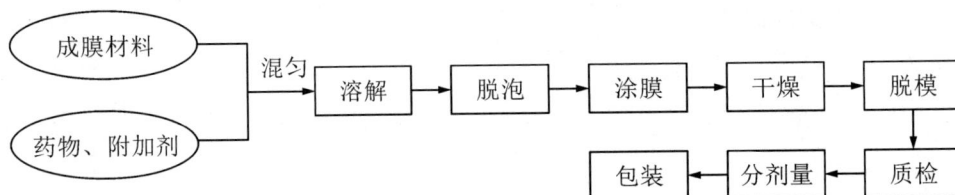

图 18-1 膜剂的制备工艺流程图

三、实验材料与仪器

1. 实验材料 甲硝唑、盐酸利多卡因、氢溴酸东莨菪碱、PVA 05-88、PVA 17-88、甘油、蒸馏水、羧甲基纤维素钠(CMC-Na)、糖精钠等。

2. 实验仪器 水浴锅、玻璃板、药筛(80 目)、玻璃棒、烧杯、天平、紫外分光光度计等。

四、实验内容

1. 甲硝唑口腔溃疡膜剂

【处方】

甲硝唑	1.0 g
盐酸利多卡因	0.5 g
PVA 17-88	6.0 g
CMC-Na	4.0 g
甘油	5.0 mL
糖精钠	0.02 g
蒸馏水加至	100 mL

【制备】

工艺流程如图 18-2 所示。

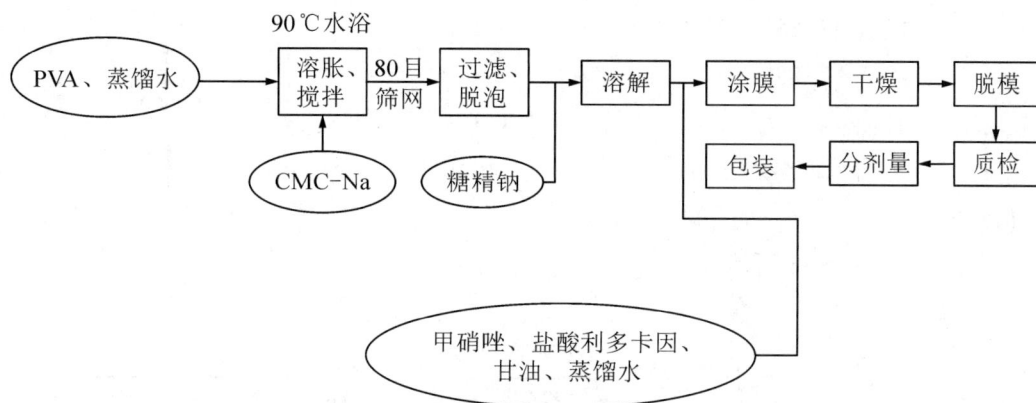

图 18-2 甲硝唑口腔溃疡膜剂的制备工艺流程图

(1)胶浆的制备：取 PVA 17-88 加蒸馏水适量浸泡，待充分溶胀后，于 90℃ 水浴加热溶解，再加入 CMCA-Na，搅拌溶解，趁热用 80 目筛网过滤，加入糖精钠并搅拌溶解。

(2)另取甲硝唑、盐酸利多卡因、甘油，加入适量蒸馏水，研匀后加入上述胶浆中，搅匀，保温放置一定时间除去气泡。

(3)倒在涂有适量液体石蜡的玻璃板上，用刮板法制膜，面积约 600 cm²。

(4)60℃ 干燥后，切成 2 cm×1.5 cm 的小片备用，每片含甲硝唑约 5 mg，药膜烫封在聚乙烯薄膜或铝箔中备用。

【质量检查】

(1)外观：膜剂外观应完整光洁、厚度一致、色泽均匀、无明显气泡。大剂量的膜剂，分格压痕应均匀清晰，并能按压痕撕开。

(2)重量差异：取供试品 20 片，精密称定总重量，求得平均重量，再分别精密称定各片的重量。每片重量与平均重量相比较，超出重量差异限度的不得多于 2 片，并不得有 1 片超出限度的 1 倍。《中华人民共和国药典》(2020 年版)四部中制剂通则规定了膜剂的重量差异限度，如表 18-1。

表 18-1 膜剂的重量差异限度

平均重量	重量差异限度
0.02 g 及 0.02 g 以下	±15%
0.02 g 以上至 0.20 g	±10%
0.20 g 以上	±7.5%

2. 氢溴酸东莨菪碱膜剂

【处方】

氢溴酸东莨菪碱	1.0 g
PVA 05-88	5.6 g
PVA 17-88	5.6 g
甘油	0.6 g
蒸馏水加至	30 mL

【制备】

工艺流程如图 18-3 所示。

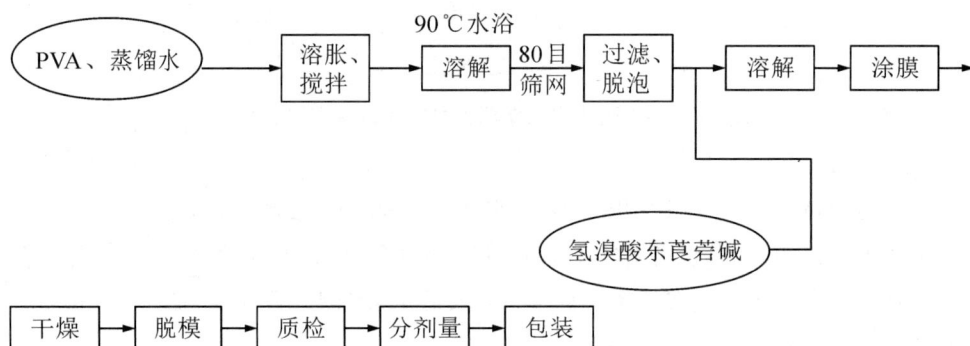

图 18-3　氢溴酸东莨菪碱膜剂的制备工艺流程图

（1）胶浆的制备：取 PVA 05-88、PVA 17-88、甘油、蒸馏水置于容器中，搅拌、浸泡，待充分溶胀后，于 90℃ 水浴加热溶解，趁热用 80 目筛网过滤。

（2）滤液放冷后，加入氢溴酸东莨菪碱，搅拌溶解，静置除去气泡。

（3）然后将含药胶液倒在玻璃板上，用刮板法制膜，厚度约 0.3 mm，于 80℃ 干燥。

（4）抽样含量测定后，计算出单剂量分割面积（每格面积约 0.5 cm×1 cm），热烫划痕或剪切，每格内含氢溴酸东莨菪碱 0.5 mg。

【质量检查】

精确量取药膜约 50 cm²（约含氢溴酸东莨菪碱 50 mg），置于 50 mL 量瓶中，加入 0.05 mol/L 硫酸溶液约 30 mL，溶解，并用此酸液稀释至刻度，摇匀。另制备不含主药的空白膜，取相同面积按上述相同方法制备的空白溶液。按照分光光度法，在 257 nm 波长处测定吸光度，按氢溴酸东莨菪碱吸收系数为 14 计算含量。

本品含氢溴酸东莨菪碱应为标示量的 90%~110%。

五、实验结果与讨论

1. 甲硝唑口腔溃疡膜剂

观察所制备的甲硝唑口腔溃疡膜剂，参照《中华人民共和国药典》（2020 年版）中膜剂检查项目进行质检评价，将实验结果填入表 18-2。

表 18-2　甲硝唑口腔溃疡膜剂的质量检查结果

检查项目	检查结果
外观	
重量差异	

2. 氢溴酸东莨菪碱膜剂

观察所制备的氢溴酸东莨菪碱膜剂，参照《中华人民共和国药典》（2020 年版）中膜剂检查项目进行质检评价，将实验结果填入表 18-3。

表 18-3　氢溴酸东莨菪碱膜剂的质量检查结果

检查项目	检查结果
外观	
重量差异	
含量(标示量)/%	

六、操作注意事项

1. 聚乙烯醇在水中的溶解过程与亲水胶体相似，即经过溶胀过程。浸泡溶胀的时间应充分，否则溶解不完全。

2. 配料、涂膜和干燥的温度不宜过高，且时间不宜过长。

3. 玻璃板要光洁，加热前可先涂抹少量液体石蜡，以免脱膜困难。成膜材料不同也会影响与膜板的亲和力。亲和力太小，浆液不易铺展，容易结聚成块；亲和力太大，不易脱膜。

七、思考题

1. 制备膜剂时，如何防止气泡产生？
2. 试分析实验处方中各成分的作用。

膜剂的制备

（李辉　湖南健康中医药学院）

实验十九

软膏剂、乳膏剂的制备

一、实验目的

1. 掌握不同类型基质的软膏和乳膏剂的制备方法。
2. 根据药物和基质的性质，熟悉药物加入基质的方法。
3. 掌握软膏、乳膏剂常规质量检查与粒度的测定。

二、实验原理

软膏剂是指药物与油脂性基质或水溶性基质混合制成的半固体制剂。乳膏剂是指原料药物溶解或分散于乳状液型基质中形成的均匀半固体制剂。基质是软膏剂形成和发挥药效的重要组成部分，可直接影响软膏剂的药效、流变性质、外观等。

油脂性基质包括烃类、类脂及动植物油脂，如凡士林、石蜡、硅油、蜂蜡、硬脂酸、羊毛脂。乳剂型基质是由半固体或固体油溶性成分、水溶性成分和乳化剂制备而成。常用的乳化剂有皂类、高级脂肪醇类、多元醇酯类等。根据乳化剂的不同，可分为 O/W 型基质和 W/O 型基质。水溶性基质是由天然的或合成的高分子水溶性物质组成，常用的有甘油明胶、纤维素衍生物及聚乙二醇等。

软膏剂的制法按照形成的软膏类型、制备量及设备条件的不同而不同，溶液型软膏或混悬型软膏常采用研磨法或熔和法制备。乳化法是乳膏剂制备的专用方法。制备软膏剂的基本要求是使药物在基质中分布均匀、细腻，以保证药物剂量与药效。

软膏剂、乳膏剂基质应均匀、细腻，涂于皮肤或黏膜上应无刺激性。软膏剂中不溶性原料药物，应预先用适宜的方法制成细粉，确保粒度符合规定。软膏剂、乳膏剂应具有适当的黏稠度,应易涂布于皮肤或黏膜上,不融化,黏稠度随季节变化小。

三、实验材料与仪器

1. 实验材料　水杨酸、液状石蜡、硬脂醇、甘油、白凡士林、十二烷基硫酸钠、对羟基苯甲酸酯、羧甲基纤维素钠、苯甲酸钠、聚山梨酯-80、司盘-80、单硬脂酸甘油酯、蒸馏水等。

2. 实验仪器　电子天平、称量纸、研钵、水浴锅、烧杯、玻璃棒、药筛、试管、纱布、软膏刀、温度计等。

四、实验内容

1. 油脂性基质水杨酸软膏的制备

【处方】

水杨酸	1.0 g
液状石蜡	适量
凡士林加至	20.0 g

【制备】

(1)取处方量水杨酸研细后过100目筛,并置于研钵中。

(2)加入液状石蜡研成糊状。

(3)分次加入凡士林混匀,即得。

2. O/W型乳剂型基质水杨酸软膏的制备

【处方】

水杨酸	1.0 g
硬脂醇	1.8 g
液状石蜡	1.3 mL
甘油	1.0 g
白凡士林	2.0 g
十二烷基硫酸钠	0.2 g
对羟基苯甲酸酯	0.02 g
蒸馏水	约15 mL

【制备】

(1)按处方规定正确量取物料,其中水杨酸研细后过100目筛备用。

（2）取硬脂醇、液状石蜡、白凡士林置于烧杯中水浴加热至 80℃（油相）。

（3）将十二烷基硫酸钠、甘油、对羟基苯甲酸酯、蒸馏水（约 15 mL）置于烧杯中加热至 80℃（水相）。

（4）在同温度下逐渐将水相溶液加入熔化的油相中，不断搅至皂化完全，继续搅拌约 15 min 至冷却，搅匀得 O/W 型乳剂基质。

（5）取水杨酸置于研钵中分次加入上述基质，即得。

3. W/O 型乳剂型基质水杨酸软膏的制备

【处方】

水杨酸	1.0 g
单硬脂酸甘油酯	3.0 g
白凡士林	1.0 g
聚山梨酯-80	0.2 g
蜂蜡	1.0 g
液状石蜡	5.0 g
对羟基苯甲酸酯	0.02 g
固体石蜡	1.0 g
司盘-80	0.4 g
蒸馏水	约 8 mL

【制备】

（1）按处方规定正确量取物料，其中水杨酸研细后过 100 目筛备用。

（2）取单硬脂酸甘油酯、白凡士林、蜂蜡、液状石蜡、固体石蜡、司盘-80 置于烧杯中水浴加热至 80℃（油相）。

（3）将聚山梨酯-80、对羟基苯甲酸酯、蒸馏水置于烧杯中，加热至 80℃（水相）。

（4）在同温度下逐渐将水相溶液加入熔化的油相中，不断搅至皂化完全，继续搅拌约 15 min 至冷却，搅匀得 W/O 型乳剂型基质。

（5）取水杨酸置于研钵中分次加入上述基质，即得。

4. 水溶性基质水杨酸软膏的制备

【处方】	水杨酸	1.0 g
	羧甲基纤维素钠	1.2 g
	甘油	2.0 g
	苯甲酸钠	0.1 g
	蒸馏水	约 16.8 mL

【制备】

（1）按处方规定正确量取物料，其中水杨酸研细后过 100 目筛备用。

（2）取羧甲基纤维素钠置于研钵中，加入甘油研匀，然后边研边加入溶有苯甲酸钠的水溶液，待溶胀后研匀，即得水溶性基质。

（3）取水杨酸置于研钵中分次加入上述基质，即得。

五、实验结果与讨论

观察所制备的各种软膏，参照《中华人民共和国药典》（2020 年版）中软膏剂检查项目进行质检评价，将实验结果填入表 19-1。

（1）外观性状检查：将 4 种软膏涂布在手背上，观察其性状、细腻与否、软膏的粘性与涂布性，将实验结果填入表 19-1。

（2）粒度检查：除另有规定外，混悬型软膏剂、含饮片细粉的软膏剂应符合下述规定。取供试品适量，置于载玻片上涂成薄片层，薄层面积相当于盖玻片面积，共涂 3 片，按照粒度和粒度分布测定法，即《中华人民共和国药典》（2020 年版）通则 0982 第一法测定，均不得检出大于 180 μm 的粒子。

（3）装量差异检查：按照《中华人民共和国药典》（2020 年版）通则 0942 最低装量检查法检查，应符合规定。

表 19-1　软膏剂质量评价结果

品名	外观性状	粒度	粘性、涂布性

六、实验注意事项

1. 采用乳化法制备 O/W 型基质或 W/O 型基质时，油相和水相应分别于 80℃水浴中保温，然后将水相缓缓加入油相中，边加边不断顺向搅拌。此步骤须控制好温度，并沿一个方向搅拌。

2. 羧甲基纤维素钠先用甘油研磨分散后再加入水，这样不会结块，能较快溶解。

七、思考题

1. 分析4种水杨酸软膏的基质中各成分所起的作用？
2. 如何对软膏剂、乳膏剂进行质量评价？

软膏剂、乳膏剂的
制备

（黄晓珊　长沙卫生职业学院）

实验二十

栓剂的制备

一、实验目的

1. 掌握热融法制备栓剂的工艺和操作要点。

2. 掌握置换价的测定方法及其在栓剂制备中的应用。

3. 了解各类栓剂基质的特点及应用。

4. 了解栓剂的质量评价。

二、实验原理

栓剂是指药物与适宜基质制成的供腔道给药的制剂，其形状和重量根据腔道不同而异。目前常用的栓剂有肛门栓剂和阴道栓剂等。

栓剂的治疗作用受基质影响较大。栓剂的基质可分为油脂性基质及水溶性基质两大类。供制栓剂的固体药物，除另有规定外，应预先以适宜的方法制成细粉，并全部通过100目筛。制备栓剂的方法有搓捏法、冷压法、热熔法3种。其中，以热熔法制备栓剂最多，其工艺流程如图20-1所示。

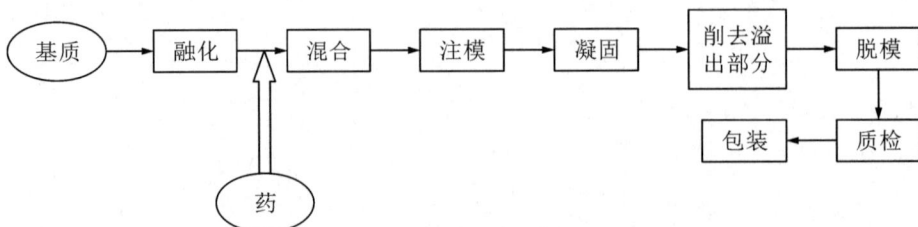

图 20-1　热熔法制备栓剂工艺流程示意图

为了使栓剂冷却后易从栓模中取出，栓模应依基质选择适宜的润滑剂涂抹栓模内侧。水溶性基质常用液状石蜡或硅油；油脂性基质常用水性润滑剂，如软皂∶甘油∶95%乙醇（体积分数）＝1∶1∶5的混合液。

在栓剂处方设计及制备中，为了正确确定基质用量以保证栓剂剂量的准确性，需要须预测药物的置换价(f)，即主药的重量与同体积基质的重量之比值。对于药物与基质的密度相差较大，且主药含量较大的栓剂，测定基质置换价尤其重要。当基质与药物的密度未知时，则有：

$$f=\frac{W}{G-(M-W)}=\frac{M\times X\%}{G-(M-W)} \tag{20-1}$$

式(20-1)中，G为纯基质平均栓重，M为含药栓的平均栓重，W为栓剂中主药的量，$X\%$为药物百分含量。

根据测定的置换价可以计算出制备这种含药栓需要基质的理论用量(E)。

$$E=(G-\frac{W'}{f})\times n \tag{20-2}$$

式(20-2)中，W'为处方中药物的剂量，n为拟制备的栓剂枚数。

优良的栓剂应具有适宜的硬度，引入腔道后易融化、软化或溶化，无刺激性；外形完整光滑，剖开栓剂其内外颜色一致；重量差异应符合《中华人民共和国药典》(2020年版)的规定。此外，可以通过测定融变时限、药物释放度来判断栓剂的质量。

三、实验材料与仪器

1. 实验材料 乙酰水杨酸、醋酸氯己定、半合成脂肪酸酯、硬脂酸钠、甘油、聚山梨酯-80、冰片、乙醇、明胶、碳酸钠等。

2. 实验仪器 栓模、蒸发皿、水浴锅、栓剂融变实验仪等。

四、实验内容

1. 置换价的测定

以乙酰水杨酸为模型药物、半合成脂肪酸甘油酯为基质，测定置换价。

(1)纯基质栓的制备：取半合成脂肪酸甘油酯6 g于蒸发皿中，置水浴上加热至2/3熔化时停止加热，利用余热搅拌使之全部熔化；倾入涂有润滑剂的栓模中，冷却后削去溢出部分，脱模，称重，计算栓剂的平均重量G(g)。

(2)含药栓的制备：取乙酰水杨酸细粉(100目)3 g，分次加入熔融的半合成脂肪酸甘油酯6 g搅拌均匀，倾入涂有润滑剂的栓模中，冷却固化，削去溢出部分，脱模，称重，计算出栓剂的平均重量 $M(g)$。

(3)置换价的计算：将上述计算得到的 G、M、W 代入式(20-1)，求出乙酰水杨酸与半合成脂肪酸甘油酯的置换价 f。

2. 乙酰水杨酸栓的制备

【处方】

乙酰水杨酸	3 g
基质	适量

【制备】

(1)基质用量的计算：根据上述实验得到的乙酰水杨酸与半合成脂肪酸甘油酯的置换价，按式(20-2)计算每粒栓剂需加入的基质及10粒栓剂需用的基质量。

(2)操作：称取计算量的半合成脂肪酸甘油酯置蒸发皿中，于水浴上加热熔化，分次加入3 g研细的乙酰水杨酸细粉搅拌均匀，按本章"含药栓的制备"方法制得栓剂数枚。

【作用】

本品为直肠栓发挥全身作用，用于普通感冒或流行性感冒引起的发热，也可缓解轻中度疼痛。

3. 甘油栓的制备

【处方】

甘油(相对密度1.25)	16.0 g
干燥碳酸钠	0.4 g
硬脂酸	1.6 g
蒸馏水	2.0 g

【制备】

取干燥碳酸钠与蒸馏水置蒸发皿内，搅拌溶解，加甘油混合后置水浴上加热，同时缓缓加入硬脂酸细粉并搅拌，待沸腾停止、溶液澄明后，注入已涂有润滑剂(液状石蜡)的栓模中，冷却，削去溢出部分，脱模，即得。

【作用】

本品为润滑性泻药，用于便秘。

4. 醋酸氯己定栓的制备

【处方】

醋酸氯己定	0.2 g
聚山梨酯-80	1.0 g
冰片	0.04 g

乙醇	2 mL
甘油	24.0 g
明胶	8.0 g
蒸馏水加至	80.0 g

【制备】

取处方量的明胶，置称重的蒸发皿中（连同搅拌棒），加蒸馏水约 20 mL 浸泡 30 min，使之溶胀变软，加入甘油在水浴上加热使明胶溶解，继续加热使重量达约 40 g。另将醋酸氯己定与聚山梨酯-80 混匀，将冰片溶于乙醇中，在搅拌下将冰片乙醇溶液加至醋酸氯己定混合物中，搅拌均匀。在搅拌下将上述混合药液加至上述甘油明胶溶液中，搅匀，趁热灌入已涂有润滑剂的栓模内，冷却，削去模口上的溢出部分，脱模，即得 10 枚醋酸氯己定栓。

【作用】

本品主要用于宫颈糜烂及阴道炎的治疗。

5. 栓剂的质量检查

（1）外观与色泽：检查栓剂外观是否完整、光滑，有无斑点和气泡。

（2）重量差异：取栓剂 10 粒，精密称定总重，求得平均粒重后，再分别精密称定各粒的重量，每粒重量与平均粒重相比较，超出重量差异限度的栓剂不得多于 1 粒，并不得超出限度的 1 倍。栓剂的重量差异限度如表 20-1。

表 20-1　栓剂的重量差异限度

平将重量	重量差异限度
1.0 g 以下及 1.0 g	±10%
1.0 g 以上至 3.0 g	±7.5%
3.0 g 以上	±5%

（3）融变时限：参照《中华人民共和国药典》（2020 年版）中融变时限检查法栓剂项进行。取栓剂 3 粒，在室温放置 1 h 后，分别放在融变实验仪 3 个金属架的下层圆板上，装入各自的套筒内，并用挂钩固定；将上述装置分别垂直浸入盛有不少于 4 L（37±0.5）℃水的容器中，其上端位置应在水面下 90 mm 处。容器中装一个转动器，每隔 10 min 在溶液中翻转该转动器一次。除另有规定外，脂肪性基质的栓剂 3 粒均应在 30 min 内全部融化、软化或触压时无硬心；水溶性基质的栓剂 3 粒均应在 60 min 内全部溶解。如有 1 粒不合格，应另取 3 粒复试，均应符合规定。

五、实验结果与讨论

1.记录乙酰水杨酸与半合成脂肪酸甘油酯置换价的测定数据，并计算该置换价。

2.将栓剂的各项质量检查结果记录于表 20-2。

3.比较几种栓剂中所用的基质类型，讨论栓剂基质选择时应考虑的因素。

表 20-2　栓剂质量检查结果

评价指标 / 栓剂名称	外观（外表、内部）	重量/g	重量差异限度（合格与否）	融变时限/min
乙酰水杨酸栓				
甘油栓				
醋酸氯己定栓				

六、操作注意事项

1.乙酰水杨酸栓

（1）药物加入基质中应分次加入，充分搅拌以混合均匀。

（2）灌模时应注意混合物的温度，温度太高混合物稠度小，栓剂易发生中空和顶端凹陷，故最好在混合物稠度较大时灌模，灌至模口稍有溢出为度，且要一次完成。灌好的模型应在适宜的温度下冷却一定时间，冷却的温度偏高或时间太短，常发生粘模；相反，冷却温度过低或时间过长，将导致栓剂破碎。

2.甘油栓

（1）制备甘油栓时，水浴要保持沸腾，且蒸发皿底部要接触水面，使硬脂酸细粉（少量分次加入）与碳酸钠充分反应，直至沸腾停止、溶液澄明、皂化反应完全，才能停止加热。化学反应式如下：

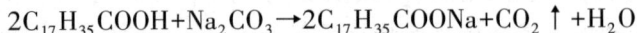

$$2C_{17}H_{35}COOH+Na_2CO_3 \rightarrow 2C_{17}H_{35}COONa+CO_2\uparrow+H_2O$$

（2）产生的二氧化碳须除尽，否则栓剂内含有气泡会影响剂量和美观。成品水分含量不宜过多，因肥皂在水中呈胶体，水分过多会使成品发生混浊。

（3）注模前应将栓模预热至80℃左右，注模后应缓慢冷却，如冷却过快，成品的硬度、弹性、透明度均会受影响。

3. 醋酸氯己定栓

（1）甘油明胶由甘油、明胶、水三者按一定比例组成，比例不同可得不同硬度的基质。实验过程中应注意控制基质中水分的量，蒸发水分需较长时间，但必须蒸至处方量，水分过多栓剂太软，相反则栓剂太硬。

（2）甘油明胶具有弹性，多用作阴道栓剂基质，在体温时不熔融，但能缓慢溶于体液中从而释放药物。其溶解速度与甘油、明胶和水的比例有关，甘油和水的含量高时更容易溶解。

（3）加热溶解明胶及随后蒸发水分的过程中，均应不断搅拌，但切勿剧烈搅拌，以免胶液中产生气泡不易消除，导致栓剂中有气泡，影响质量。

（4）醋酸氯己定溶于乙醇，略溶于水（1.9∶100），聚山梨酯-80可使其均匀分散于甘油明胶基质中。

七、思考题

1. 测定药物的置换价在栓剂制备中有何意义？
2. 热熔法制备阿司匹林栓时应注意哪些问题？
3. 甘油栓的制备原理及操作注意事项是什么？
4. 醋酸氯己定栓为何选用甘油明胶基质？制备时应注意哪些问题？

栓剂的制备

（姜素芳　肖遐　湖南师范大学）

实验二十一

浸出制剂的制备

一、实验目的

1. 掌握中药煎膏剂制备的原理与基本方法。
2. 熟悉中药煎膏剂制备的操作要点。

二、实验原理

浸出制剂是指采用适宜的溶剂和方法，浸提药材中有效成分而制得的特定制剂。根据溶媒、浸出方法、制成剂型的不同分为多种制剂。煎膏剂是浸出制剂中的一种，是指中药材用水煎煮、去渣浓缩后，加炼蜜或炼糖制成的半流体制剂，俗称膏滋。热不稳定药物和主要活性成分易挥发性的药材不宜制成煎膏剂。

三、实验材料与仪器

1. 实验材料　益母草、红糖、纯化水、0.1%酒石酸等。
2. 实验仪器　砂锅或夹层煎煮锅、台秤、纱布、漏斗、滤纸、密度计、烧杯（500 mL、1000 mL），玻璃棒等。

四、实验内容

益母草煎膏剂的制备，具体步骤如下。

（1）药料处理：称取益母草 125 g 洗净，切成适宜的片、段或磨成粗末。

（2）煎煮：取益母草置于烧杯中，加适量水，浸泡 12 h 后，再加水至高于药材 3~4 cm；先以文火加热，逐渐加大火力至沸腾，水量被蒸发减少时，可适当加水；煎煮 2 h 后，取出煎液并用漏斗过滤，滤液备用，残渣加水继续煎，至煎液气味淡薄为度，取出煎液备用；残渣压榨，榨出液与全部煎液合并，静置 2 h 后，用漏斗滤净。

（3）浓缩：取上述滤液，置烧杯中，先以武火加热至沸腾，捞出浮沫，药液变浓时，改用文火，保持微沸，不断搅拌，防止焦化，浓缩成清膏（相对密度 1.21 ~ 1.25，80℃ ~85℃）。

（4）炼糖：另取 31.5 g 红糖，加糖量 1/2 的水及 0.1% 酒石酸，直火加热，不断搅拌、溶化，至糖颜色呈金黄色为止。

（5）收膏：清膏中加入炼糖，搅拌混匀，除沫，用文火加热收膏，待取少许能平拉成丝或滴于纸上不见水迹，即得。

五、实验结果与讨论

1. 提取工艺

益母草的煎煮次数与加水量在适宜，这有利于益母草中有效成分的溶出。

2. 返砂等问题的讨论

煎膏剂储存期间会析出一些结晶，俗称返砂。返砂即糖制品经糖制、冷却后，成品表面或内部出现晶体颗粒的现象，使糖制品的口感变粗、外观质量下降。返砂与煎膏剂中的总糖量和糖的转化率有关。

3. 实验结果分析

本实验采用了传统的煎膏剂制备方法，产品外观色泽、成型性、防腐性良好，这为益母草煎膏剂工艺参数的确定提供了依据。益母草多以滋补作用为主，兼有缓和的治疗作用（如调经、止咳）。将其作为煎膏剂后，具有体积小、易保存、服用方便等优点。

六、操作注意事项

1. 收膏时应该不断搅拌，防止出现煎糊现象。

2. 煎膏剂一般是先将药材提取浓缩至规定相对密度的清膏，再加入规定量的炼蜜或糖收膏。

七、思考题

1. 煎膏剂的制备过程中应注意哪些问题？

2. 如何防止煎膏时出现返砂现象？

3. 煎膏剂炼糖时加入少量的枸橼酸或酒石酸的目的是什么？

【知识拓展】

远志流浸膏的制备

1. 实验原理

流浸膏剂是指药材用适宜的溶剂浸出有效成分，蒸去部分或全部溶剂，调整浓度至规定标准的制剂。除另有规定外，流浸膏剂每 1 mL 应相当于原药材 1 g，即浓度为 1 mL/g。

流浸膏剂多用渗漉法制备，某些以水为溶剂的中药流浸膏剂也用煎煮法制备，亦可用浸膏加规定溶剂稀释制成。渗漉法制取流浸膏剂的工艺流程：药材粉碎→润湿→装筒→排气→浸渍→渗漉→浓缩→调整含量。

流浸膏剂至少含 20% 以上的乙醇。以水为溶剂的流浸膏剂，其成品中也需要加入 20%~25% 乙醇作为防腐剂，以利贮存。成品应检查乙醇含量。

2. 制备过程

（1）取远志药材，粉碎成中粉，取 100 g，用 60% 乙醇浸润。

（2）准备渗漉装置：将脱脂棉压入渗漉筒，将浸润的药材铺入渗漉筒，层层轻压，装毕后于药面覆盖大小适宜的滤纸一张，加 60% 乙醇浸没药材，并压上重物。

（3）打开由字夹，进行排气操作，此期间乙醇液面始终高于药材。

（4）以每分钟 1~3 mL 的速度缓缓渗漉，收集初漉液 85 mL，另器保存。

（5）继续渗漉，待有效成分完全漉出（观察颜色），收集续漉液，在 60℃以下浓缩至稠膏状。

（6）加入初漉液，混匀后滴加适量浓氨试液，使漉液显弱碱性，并有氨臭味，再加 60% 乙醇稀释使成 100 mL，静置，待澄清，滤过，即得。

浸出制剂的制备

（刘文龙　张喜利　湖南中医药大学）

实验二十二
胶剂的制备

一、实验目的

1. 掌握阿胶制备的工艺流程和操作要点。
2. 熟悉阿胶原料药及辅料的选择和预处理。
3. 了解阿胶的一般质量标准及其检查方法。

二、实验原理

胶剂是指以动物的皮、骨、甲、角等为原料，用水煎取胶质，加入一定量的糖、油脂及酒等辅料，浓缩成干胶状的内服制剂。其主要成分是动物水解蛋白类物质。胶剂一般切成小方块或长方块。胶剂的制备步骤有原料的处理、煎取胶液、滤过去渣、澄清、浓缩收胶、凝胶切块、干燥等。阿胶是驴的皮经漂泡、去毛、熬制而成的胶块，具有补血、滋阴、润肺、止血的功效。

三、实验材料与仪器

1. 实验材料　新鲜驴皮、黄酒、明矾、冰糖、麻油。
2. 实验仪器　天平、量筒、烧杯、石棉网、玻璃棒、电炉、胶模、称量瓶、干燥器、水浴锅、离心机等。

四、实验内容

阿胶的制备，具体步骤如下。

(1)驴皮的处理：取新鲜驴皮 200 g 左右，将其切成小于 2 cm 的不规则小块，置于烧杯内，加水使驴皮全部浸于水中(不超过烧杯容积的 2/3)，直至皮膨胀卷缩后取出，用清水冲洗备用。

(2)煎取胶液：加热煎取胶液，水量一般以浸没原料为度，火力不宜太大，煎液微沸即可，补充因蒸发所失去的水分，以免因水不足而影响胶液的煎出，在此过程中不断搅拌，煎煮 2~3 h，直至煎出液中胶质甚少为止。

(3)滤过澄清：趁热过滤胶液得滤液，往滤液中加入 0.1%~0.5%明矾水溶液，静置，待细小杂质沉降后，再次过滤得滤液。

(4)浓缩收胶：将滤液继续加热浓缩，当膏状阿胶用玻璃棒挑起挂在玻璃棒时(俗称"挂旗")加入 8 g 冰糖(预先用适量水溶解)、10 mL 黄酒，边加边搅拌(不断搅拌)，充分混合后继续浓缩，至胶汁无水蒸气溢出即可。

(5)凝胶：胶模洗净，揩干，涂少量麻油，倾入热胶汁后冷凝至合适硬度。胶汁凝固后即可切成小片状，称为开片，干燥后，得成品。

五、实验结果与讨论

记录阿胶的色泽是否均匀、有无异味、溶于热水后是否有异物等。

六、操作注意事项

1.浓缩过程中需要不断搅拌，防止出现糊底现象。

2.根据"挂旗"现象判断加入冰糖水和黄酒等辅料的时机。由于此现象不直观，且存在一定偏差，所以需要控制较小的火力，防止胶汁过于浓稠，不利于辅料的加入。

3.在凝胶之前，务必在模具内涂满麻油，以方便胶片的脱落并保证阿胶的完整度。

4.往模具倒入胶汁时应动作迅速，避免过多胶汁粘在烧杯壁，造成阿胶的损失。

七、思考题

1. 实验室制作阿胶同传统工艺制作阿胶有什么区别？
2. 浓缩收胶时为什么要加入黄酒？

【知识拓展】

鹿角胶的制备

1. 实验原理

鹿角胶为鹿科鹿属动物梅花鹿或马鹿的角经水煮熬、浓缩制得的固体胶。该胶呈黄棕色或红棕色，半透明，上部有黄白色泡沫层。鹿角胶入药有两千多年的历史，始载于《神农本草经》，古时称其为"鹿角仙胶"。鹿角胶具有滋补肝肾、生精止血的功效，可用于治疗虚劳羸弱、腰膝酸痛、夜梦遗精、崩漏带下等症状。

2. 制备过程

将鹿角锯段，漂泡洗净，分次水煎；滤过，合并滤液，静置，滤取胶液，浓缩（可加适量黄酒、冰糖或豆油）至稠膏状；倾入凝胶槽内，使其自然冷凝，取出，分切为小块，阴干，每块重约 5 克，即为鹿角胶。

胶剂的制备

（刘文龙　张喜利　湖南中医药大学）

实验二十三
丸剂的制备

一、实验目的

1. 熟悉塑制法制备蜜丸和操作要点。
2. 熟悉蜂蜜的选择、炼制与使用。

二、实验原理

　　丸剂是指饮片细粉或(和)饮片提取物加适宜的粘合剂或其他辅料制成的球形或类球形剂型。蜜丸是临床上应用广泛的传统中药丸剂之一,是由药物细粉或药物提取物以炼制过的蜂蜜为粘合剂制成的丸剂。蜜丸常用的制备方法为塑制法,其制备工艺流程:原料药及辅料的准备与处理→制丸块(合药)→搓丸条→分粒并搓圆→干燥→质检→包装。

　　用塑制法制备蜜丸,应选用优质的蜂蜜,根据处方中药物的性质将蜂蜜炼成适宜程度的嫩蜜、中蜜和老蜜备用。合药时注意药粉与蜂蜜的用量比例与蜂蜜温度,丸块应以软硬适宜、滋润、不散不粘为宜。搓丸条与分丸粒操作速度应适宜。丸条粗细均匀,表面光滑无裂缝,内部充实无裂隙,以便分粒和搓圆。制丸时应在上下搓板沟槽中均匀涂布少量润滑剂,以防粘连,并使丸粒表面光滑。蜜丸极易染菌,为防止微生物污染,应根据药物的性质采用适宜的灭菌方法。

三、实验材料与仪器

1. 实验材料　熟地黄、山茱萸、牡丹皮、山药、茯苓、泽泻、蜂蜜、包装纸、塑料袋等。

2. 实验仪器　搓丸板、搓条板、瓷盆、方盘、铝锅、烧杯、尼龙筛网、比重计、温度计、电炉、天平等。

四、实验内容

六味地黄丸的制备，具体方法如下。

【处方】

熟地黄	80 g
山茱萸	40 g
牡丹皮	30 g
山药	40 g
茯苓	30 g
泽泻	30 g

【制备】

(1) 粉碎：以上 6 味药中除熟地黄、山茱萸外，其余 4 味共研成粗粉；取其中一部分与熟地黄、山茱萸共研成不规则的块状，放入烘箱内于 60℃ 以下烘干；再与其他粗粉混合粉碎成细粉；过 80 目筛混匀备用。

(2) 炼蜜：取适量生蜂蜜置于适宜容器中，加入适量清水，加热至沸腾后；用 40~60 目筛滤过，除去死蜂、蜡、泡沫及其他杂质；继续加热炼制，至蜜表面起黄色气泡，且拔离时无长丝出现（此时蜜温约为 116℃）即可。

(3) 制丸块：将药粉置于搪瓷盘中，每 100 g 药粉加入约 90 g 炼蜜，混合揉搓成均匀滋润的丸块。

(4) 搓条、制丸：根据搓丸板的规格将以上制成的丸块分成适当重量的若干小块，将每一小块搓成适宜长短粗细的丸条，再置于搓丸板的沟槽底板上（须预先涂少量润滑剂，以防粘附），手持上板，使两板对合，然后由轻至重前后搓动数次，直至丸条被切断且搓圆成丸，每丸重约 9 g。

【性状】

本品为棕黑色的蜜丸，味甜而酸。

五、实验结果与结论

1. 外观检查

圆整均匀色泽，蜜丸应细腻、滋润、软硬适中。

2. 水分检查

按照水分测定法测定，蜜丸中水分不得超过丸重的15%。

3. 重量差异检查

以10丸为一份，取供试品十份，分别称定重量，再与每份标示量相比较(无标示量的丸剂，与平均重量比较)，超出重量差异限度的不得多于2份，并不得有1份超出限度的1倍。六味地黄丸的重量差异限度为±5%。

4. 溶散时限检查

除另有规定外，取供试品6丸，选择适当孔径筛网的吊篮(丸剂直径在2.5 mm以下，用孔径约0.42 mm的筛网；2.5~3.5 mm，用孔径约1.0 mm的筛网；3.5 mm以上，用孔径约2.0 mm的筛网)，按照崩解时限检查法加挡板进行检查。除另有规定外，小蜜丸、水蜜丸和水丸应在1 h内全部溶散。在操作过程中，若供试品粘附在挡板上妨碍检查时，应另取供试品6丸，以不加挡板进行检查。上述检查应在规定时间内全部通过筛网；如有细小颗粒状物未通过筛网，但已软化且无硬芯者可按符合规定论。

六、操作注意事项

1. 本处方中熟地黄、山茱萸为含糖成分的粘性药料，应采用串料法粉碎。

2. 炼蜜时应不断搅拌，以免溢锅。炼蜜程度应根据处方中药物的性质控制加热的时间、温度、颜色、水分等炼蜜。炼蜜过嫩，含水量高，使药粉粘合不好，成丸易霉坏；炼蜜过老，丸块发硬，难以搓丸，成丸后不易崩解。

3. 合药(制丸块)时药粉与炼蜜应充分混合均匀，制成软硬适度、可塑性佳的丸块，以保证搓条、制丸的顺利进行。

4. 为了便于制丸操作，避免丸块、丸条与工具粘连，并使制得的丸粒表面光滑，操作前可在搓丸、搓条工具上涂擦少量润滑剂。润滑剂可用麻油1000 g加蜂蜡200~300 g熔融制成。

5. 本处方中既含有熟地黄等黏性成分，又含有茯苓、山药等粉性较强的成分，所以用中蜜为宜，下蜜温度为70℃~80℃。

七、思考题

1. 如何炼制蜂蜜？为什么要炼蜜？
2. 塑制法制备蜜丸其用蜜量、炼蜜程度、合药用蜜温度应怎样掌握？
3. 影响蜜丸质量的主要因素有哪些？应采取哪些措施来提高蜜丸的质量。

六味地黄丸的制备

（刘文龙　张喜利　湖南中医药大学）

实验二十四

固体分散体的制备及验证

一、实验目的

1. 掌握通过共沉淀法及熔融法制备固体分散体的工艺。
2. 初步掌握固体分散体形成的验证方法。

二、实验原理

固体分散体(solid dispersion)是指药物以分子、无定型或微晶等状态均匀分散在固态载体物质中所形成的分散体系，根据药物在其中的分散状态可分为固态溶液、简单低共熔混合物、共沉淀物。固体分散体的主要特点是药物在载体中高度分散，利用不同性质的载体可达到不同的用药目的，如提高难溶性药物的溶解度和溶出速率从而提高药物的生物利用度或控制药物在小肠中的释放等。此外，固体分散体作为中间产物，可以根据需要进一步制成胶囊剂、片剂、软膏剂、栓剂、注射剂等剂型。

固体分散体所用载体可分为水溶性载体、难溶性载体、肠溶性载体三大类，在使用时可根据用药目的选择单载体或混合载体。若以增加难溶性药物的溶解度和溶出速率为目的，一般可选择水溶性载体，如聚乙二醇类载体、聚维酮类载体等。

固体分散体的制备方法主要有熔融法、共沉淀法(溶剂法)、溶剂熔融法等。物相的鉴别方法有溶解度及溶出速率法、热分析法、粉末 X 射线衍射法、红外光谱法、紫外光谱法等，必要时可同时采用几种方法进行鉴别。

三、实验材料及仪器

1. 实验材料　非洛地平、聚维酮 K30(PVP K30)、PEG6000、无水乙醇、浓盐酸、蒸馏水、十二烷基硫酸钠、可压性淀粉等。

2. 实验仪器　蒸发皿、紫外分光光度仪、溶出仪、恒温水浴锅、微孔滤膜、玻璃注射器、容量瓶、量筒、烧杯、移液管等。

四、实验内容

1. 非洛地平–PVP K30 固体分散体(共沉淀物)的制备

【处方】

非洛地平	0.2 g
PVP K30	1.0 g

【制备】

(1)非洛地平–PVP 共沉淀物(1∶5)的制备：取非洛地平 0.2 g 置于蒸发皿中，加入无水乙醇 7 mL，在 80℃~90℃ 水浴上加热溶解；再加入 PVP K30 1.0 g，搅匀使之溶解，在搅拌下充分蒸去溶剂，取下蒸发皿，粉碎，过 80 目筛，即得。

(2)非洛地平–PVP 物理混合物(1∶5)的制备：取 PVP K30 1.0 g、非洛地平 0.2 g，置于蒸发皿中混匀，即得。

2. 非洛地平固体分散体(共熔融物)的制备

【处方】

非洛地平	2.0 g
PEG6000	8.0 g

【制备】

(1)非洛地平–PEG6000 共熔融物(1∶4)的制备：称取非洛地平 2.0 g、PEG6000(必要时粉碎并过 60 目或 80 目筛)8.0 g，置于蒸发皿中，加热熔融至非洛地平溶解，搅拌使之混合均匀，然后立即颠倒在不锈钢板或玻璃板上(下面放冰块)，使共熔融物成薄片并迅速固化，继续冷却 10 min 后将产品置于真空干燥器中干燥 2~3 h(或室温干燥数天)，乳钵中粉碎(必要时过 60 目或 80 目筛)，保存于干燥器中。

(2)非洛地平–PEG6000 物理混合物(1∶4)的制备：称取非洛地平 0.2 g、PEG6000(粉碎并过 60 目或 80 目筛)0.8 g，置于乳钵中混匀，即得。

3. 质量检查

参照本书实验八测定溶出度。

五、实验结果及讨论

1. 绘制溶出度曲线。
2. 比较不同方法制备的固体分散体与原料药、物理混合物的溶出度差别。

六、操作注意事项

1. 在制备非洛地平-PVP 共沉淀物时，溶剂蒸发速度是影响共沉淀物均匀性及防止药物结晶析出的重要因素。在搅拌的条件下，溶剂蒸发快，得到的共沉淀物均匀性好、结晶不易析出；否则共沉淀物均匀性差、会有药物结晶析出，将影响所制备固体分散体的溶出度。

2. 共熔融物蒸去溶剂后，倾入不锈钢板或玻璃板上（下面放冰块）迅速冷凝固化，有利于提高共熔融物的溶出速度。本实验若不具备条件，可在水浴上将溶剂充分挥发，保证干燥，才能粉碎。

3. 如果需要短时间内完成实验，可以在处方中加入可压性淀粉，具体处方及工艺如下。

【处方】

非洛地平	0.2 g
PEG6000	0.8 g
可压性淀粉	4.0 g

【制备】

称取处方量的非洛地平与 PEG6000 置于蒸发皿中，加热熔融至非洛地平完全溶解后，加入处方量的可压性淀粉，混合均匀；取下蒸发皿，置于冰水浴中，使 PEG 迅速固化，继续冷却 10 min；取出彻底固化的产物，乳钵中粉碎（必要时过 20 目或 40 目筛），进行下步实验，余下部分保存于干燥器内。也可以将 PEG 换成 PVP，同法制备固体分散体。

七、思考题

1. 本实验设计的基本思路是什么？操作时应注意哪些问题？
2. 固体分散体的制备方法有哪些，不种制备方法的适用情况分别是什么？
3. 固体分散体的类型有哪些？
4. 熔融法制备固体分散体时，PEG6000是否一定要粉碎？

固体分散体的制备
及其验证

（谭凇文　周文虎　袁玉　中南大学）

实验二十五

包合物的制备及验证

一、实验目的

1. 掌握饱和水溶液法制备包合物的工艺。
2. 掌握包合物收率及挥发油包合物含油率的计算方法。
3. 熟悉包合物形成的验证方法。

二、实验原理

(一)包合物的定义与特点

包合物(inclusion complex)是指一种分子(客分子)被全部或部分嵌于另一种分子(主分子)的空穴结构内形成的特殊结合物,通常主分子和客分子按1:1形成分子囊(molecular capsules),亦称分子包衣。但包合物中主分子和客分子的比例一般为非化学计量,空穴数仅决定客分子的最大填入量,只要客分子数不超过最大填入量,主分子数与客分子数之比就可以变化。

药物作为客分子经包合后,药物溶解度增大、稳定性提高,液态药物可实现粉末化,可防止挥发性药物的挥发,掩盖药物的不良臭味或味道,调节药物释放速率,提高药物生物利用度,降低药物的刺激性与不良反应。

目前药物制剂中常用的包合材料为环糊精(cyclodextrin,CD)。环糊精是直链淀粉在由芽孢杆菌产生的环糊精葡萄糖基转移酶的作用下生成的一系列环状低聚糖的总称,通常含有6~12个D-吡喃葡萄糖单元。常见的CD有3种,分别含有6、7、8个葡萄糖单元,分别

被命名为 α-CD、β-CD 和 γ-CD，它们的空穴内径与物理性质都有较大差别。其中 β-环糊精（β-CD）空穴内径适中（0.7~0.8 nm）、生产成本低，因此应用范围广，是目前工业上使用最多的环糊精产品。

包合物的形成依赖主分子和客分子的相互作用，其稳定性主要取决于两组分间的范德华力。故环糊精包合物能否形成并且稳定，主要取决于环糊精和药物的立体结构，以及主分子和客分子的极性。药物分子必须同环糊精空穴的形状、大小相适应。此外，能形成包合物的通常都是有机药物，还必须符合下列条件之一：①分子中的原子数大于5；②如具有稠环，稠环数应小于5；③分子量为 100~400；④在水中的溶解度小于 10 g/L；⑤熔点低于 250℃。

（二）包合物的制备方法

1. 饱和水溶液法

饱和水溶液法又称为重结晶法或共沉淀法。利用 β-CD 在水中的溶解度随温度升高而增大（在 20℃、40℃、60℃、80℃ 和 100℃ 时的溶解度分别为 18.5 g/L、37 g/L、80 g/L、183 g/L 和 256 g/L）的特点，用主分子 β-CD 的饱和溶液与客分子混合，客分子进入主分子的空穴中，再降低温度，使包合物从水中析出，便于分离。对于水不溶的药物，可加适当溶剂（如丙酮等）溶解后，再与 β-CD 混合 30 min 以上，使客分子药物被包合。由水蒸气蒸馏法制备的挥发油，可将蒸馏液直接加入 β-CD 中，制成饱和溶液，再搅拌混合制成包合物。

2. 研磨法

取 β-CD 加入 2~5 倍量的水混合，研匀，加入药物（难溶性药物应先溶于有机溶剂中），充分研磨成糊状物，低温干燥后，再用合适的有机溶剂洗净，干燥，即得。

3. 冷冻干燥法

此法适用于制成包合物后易溶于水且在干燥过程中易分解、变色的药物，所得包合物的外形疏松、溶解性能好，可制成粉针剂。

4. 溶液搅拌法

在未饱和的 β-CD 溶液中，加入客分子药物，在搅拌过程中形成微晶，过滤，干燥，即得。

5. 喷雾干燥法

此法适用于难溶性、疏水性药物。用喷雾干燥法制备包合物，干燥温度高，受热时间短，产率高，制得的包合物易溶于水、遇热性质较稳定。

6. 超声波法

将客分子药物加入 β-CD 饱和水溶液中溶解，混合后立即置于超声波破碎仪或超声波清洗机中，选择合适的强度，超声一定时间，将析出的沉淀用饱和水溶液法处理得包合物。

(三)挥发油的性质

1. 陈皮油

从芸香科植物陈皮中提取的近无色挥发性精油,比重为(0.835~0.856)g/mL,主要含柠檬烯(limonene,分子量136.24),具有良好的镇咳、祛痰、抑菌作用。

2. 莪术油

姜科植物蓬莪术、温郁金或广西莪术的干燥根茎经水蒸气蒸馏提取得到的棕色挥发性精油,比重为(0.97~0.99)g/mL,主要含莪术醇(curcumol,分子量236.35),具有抗肿瘤、治疗心血管疾病、治疗白血病、抗炎、抗病毒、抗早孕、抗氧化、抗血栓、抗感染等多种药理作用,但稳定性较差,对光敏感,强光下易分解。

(四)包合物的质量检查及其验证

1. 包合物的质量检查

包合物的质量检查项目有包合物收率、含油率、油收率。计算公式如下:

$$包合物收率=\frac{包合物实际量(g)}{投入的环糊精量(g)+投药(油)量(g)}\times100\% \qquad (25-1)$$

$$含油率=\frac{包合物中实际含油量(g)}{包合物量(g)}\times100\% \qquad (25-2)$$

$$油收率=\frac{包合物中实际含油量(g)}{投药(油)量(g)}\times100\% \qquad (25-3)$$

2. 包合物的验证

包合物的验证方法有薄层色谱法(thin layer chromatography,TLC)、差示扫描量热法(differential scanning calorimetry,DSC)和紫外–可见分光光度法(ultraviolet and visible spectrophotometry,UV)验证。

三、实验材料与仪器

1. **实验材料**　陈皮油、β-CD、无水乙醇、蒸馏水、硅胶 G 板等。
2. **实验仪器**　差示热分析仪、紫外分光光度仪、磁力搅拌器、挥发油提取器、移液管(1 mL、5 mL)、布氏漏斗、加热套、具塞锥形瓶等。

四、实验内容

1. 陈皮油 β-CD 包合物的制备

【处方】

陈皮油	0.5 mL(约 0.43 g)
β-CD	4.0 g
无水乙醇	2.5 mL
蒸馏水	50.0 mL

【制备】

(1)陈皮油的提取：称取 120 g 粉碎成中等粉末的陈皮或含有 0.4 mL 陈皮油的包合物，加入 10 倍量的水，经挥发油提取器提取 2.5 h，得淡黄色浑浊油状液体；再用无水硫酸钠脱水得淡黄色油状澄清液体，即为陈皮油，称重，备用。

(2)陈皮油乙醇溶液的制备：精密称取陈皮油 0.43 g 于容量瓶中，迅速加无水乙醇 2.5 mL，混匀溶解，加塞，备用。

(3)β-CD 水溶液的制备：称取 β-CD 4.0 g 置于 250 mL 具塞锥形瓶中，加水 50 mL，在(60±1)℃溶解后，得澄清溶液，保温，备用。

(4)陈皮油 β-CD 包合物：在(60±1)℃恒温磁力搅拌下，将陈皮油乙醇溶液缓慢滴入 β-CD 水溶液中，出现浑浊并逐渐有白色沉淀析出；继续保温搅拌 1 h 后，在室温下搅拌至溶液温度降至室温，最后用冰浴冷却(或冰箱冷藏 24 h)；待沉淀析出完全，抽滤；用 5 mL 无水乙醇分 3 次洗涤，抽滤，置于真空干燥器中干燥，即得，称重。

【质量检查】

(1)包合物的性状考察：观察其色泽、形态等外观。

(2)验证包合物的形成。

A. TLC 法。

硅胶 G 板的准备：称取硅胶 G 适量，与 0.3%羧甲基纤维素钠水溶液按 1 g∶3 mL 的比例研磨混合调匀，铺板，室温晾干后，110℃活化 1 h，备用；也可购买硅胶 G 预制板。

样品的制备：将陈皮油 1 滴加入 1 mL 无水乙醇中，摇匀，得样品 a；取陈皮油 β-CD 包合物 0.3 g 加无水乙醇 2 mL 振摇后过滤，取滤液，得样品 b；按本章"陈皮油的提取"方法提取陈皮油(此油重量用于计算包合物中的含油率和油的收率)，用无水乙醇配成与样品 a 同样的溶液，得样品 c。

TLC：用 TLC 点样管取样品 a、b、c 各 10 μL 左右，分别点于同一硅胶 G 板上，展开剂为正己烷-三氯甲烷(40∶1)，展开前将板置于层析槽中饱和 10 min，上行展开，展距约 12 cm。显色剂用 5%香兰素浓硫酸溶液，喷雾后烘干显色；也可用 30%硫酸乙醇溶液为显色剂，喷雾后烘烤 15 min，即可显色。

B. DSC 法。

样品的制备：取陈皮油 β-CD 包合物，得样品 a；陈皮油与 β-CD 的物理混合物（同包合物中比例），得样品 b；β-CD 为样品 c；陈皮油为样品 d。

DSC：用 α-Al₂O₃ 为参比物，升温速率为 10℃/min，升温范围为 25℃～350℃。样品与参比物的称量大致相等，约为 4 mg。

（3）测定含油量，计算包合物收率、含油率、油的收率：称取含 0.4 mL 陈皮油的包合物，置于圆底烧瓶中，加蒸馏水 40 mL，按本章"陈皮油的提取"方法提取陈皮油，并计量；根据所测数值，分别计算包合物收率、含油率、油收率。

2. 莪术油 β-CD 包合物的制备

【处方】

莪术油	1 mL
β-CD	8.0 g
无水乙醇	5 mL
蒸馏水	100 mL

【制备】

（1）莪术油的提取：将莪术粉碎成中等粉末，取 200 g，加入 10 倍量的水，经挥发油提取器提取 3 h，得棕色油状液体；再用无水硫酸钠脱水，即得莪术油，称重，备用。

（2）莪术油乙醇溶液的制备：用移液管精密量取莪术油 1 mL 于容量瓶中，迅速加无水乙醇 5 mL，混匀溶解，备用。

（3）β-CD 水溶液的制备：称取 β-CD 4 g 置于 250 mL 具塞锥形瓶中，加水 100 mL，（60±1）℃溶解后，得澄清溶液，保温，备用。

（4）莪术油 β-CD 包合物：在恒温磁力搅拌下，用移液管精密量取 5 mL 莪术油乙醇溶液缓慢滴入 60℃的 β-CD 水溶液中，不断搅拌；用 5 mL 无水乙醇（分 3 次）洗涤移液管，并将洗涤液滴入 60 ℃的 β-CD 水溶液中，溶液出现浑浊并逐渐有白色沉淀析出；继续保温搅拌 1 h 后，在室温下搅拌至溶液温度降至室温，最后用冰浴冷却（或冰箱冷藏 24 h）；待沉淀析出完全，抽滤，用 5 mL 无水乙醇分 3 次洗涤，抽滤，置于真空干燥器中 50 ℃干燥，即得，称重。

【质量检查】

（1）包合物的性状考察：观察其色泽、形态等外观。

（2）验证包合物的形成。

A. TLC 法。

样品的制备：精密吸取莪术油 0.5 mL，加 9.5 mL 无水乙醇，摇匀，得样品 a；取莪术油 β-CD 包合物适量（含 0.5 mL 莪术油），加无水乙醇 9.5 mL，振摇，取上清液，得样品 b；精密吸取莪术油 0.5 mL，加入 β-CD 4.0 g，加无水乙醇 9.5 mL，振摇，取上清液，得样品 c。

TLC：用 TLC 点样管取样品 a、b、c 各 10 μL 左右，分别点于同一硅胶 G 板上，展开剂为石油醚-乙酸乙酯（9∶1），展开前将板置于层析槽中饱和 10 min，上行展开，展距约 15 cm，显色剂用 1%香草醛浓硫酸溶液，喷雾后烘干显色。结果表明，在无水乙醇提取液色谱中，在对照药材色谱相应的位置上，日光下显示相同数目的紫红色斑点，而在乙醇提取液色谱中则没有以上斑点，可见包合物确已形成，并且包合前后主成分没有发生变化。

B.紫外扫描法。

制备莪术油及其包合物溶液，扫描波长 200~350 nm，观察结果。

注：莪术油在 212 nm 处有紫外光吸收，但其包合物基本无紫外光吸收，超声破坏溶出后又有紫外光吸收，说明莪术油包合后形成了新的包合物。

（3）测定含油量，计算包合物收率、含油率、油的收率：精密量取莪术油 1 mL，置圆底烧瓶中，加蒸馏水 100 mL，按本章"莪术油的提取"方法提取莪术油，并计量；根据所测数值，分别计算包合物收率、含油率、油收率。

五、实验结果与讨论

1.描述各包合物的性状
2.验证包合物的形成
（1）绘制 TLC 图，叙述包合前后特征斑点与 R_f 值的情况，用以验证包合物的形成。
（2）绘制陈皮油、莪术油包合物的 DSC 图，用以验证包合物的形成。
3.包合物的质量检查
将各包合物的包合物收率、含油率和油收率分别填入表 28-1。

表 28-1 包合物的收率、含油率及包合物的收率

样品	包合物收率/%	含油率/%	油收率/%
陈皮油包合物			
莪术油包合物			

六、操作注意事项

1.β-CD 饱和物制备时温度为（60±1）℃，包合物制备过程中搅拌时间要充分，应盖上瓶塞，防止陈皮油挥发。最后用无水乙醇洗涤是为了去除未包封的陈皮油，洗涤液不要过量，否则会影响含油率及包合物收率。

2. 白色沉淀析出后才能抽滤，否则会影响收率。

3. 用 TLC 法验证包合物时要求点样的量适当，并应放置待乙醇挥发完全后再展开，上样过多或点样后立即展开均会造成拖尾，上样太少则不会出现斑点。展开剂为混合溶液，应减少容器开启时间，以保持其比例。显色时，烘烤温度不宜过高、时间不宜过长，否则薄层板易糊化变黑。

七、思考题

1. 制备包合物的关键是什么？应如何进行控制？

2. 本实验为什么选用 β-CD 为主分子？它有何特点？

3. 除 TLC 与 DSC 以外，还有哪些方法可以用于包合物形成的验证？

4. 包合物在药物制剂中的作用有哪些？

包合物的制备及验证

（何艳 张辉 湘南学院）

实验二十六

微囊的制备及验证

一、实验目的

1. 掌握单凝聚法和复凝聚法制备微囊的基本原理及操作方法。
2. 掌握微囊形成的验证方法。
3. 了解微囊的形成的条件及影响微囊成型的因素。

二、实验原理

微囊是指用高分子聚合物作为囊膜将固体药物或液体药物包裹，形成粒径为 1~250 μm 的微小包囊。其制备方法可分为单凝聚法和复凝聚法。

单凝聚法是指利用单种高分子化合物作为囊材，囊心物分散在囊材后加入凝聚剂，由于囊材微粒水化膜的形成及凝聚剂（如乙醇或硫酸钠溶液等）的强亲水性，致使体系中囊材溶解度降低而凝聚形成微囊。本实验采用明胶作为囊材，明胶可以在水中溶胀形成溶液，而在低温或大量电解质、醇、醛的条件下发生胶凝。

复凝聚法是指利用两种相反电荷的亲水性高分子材料作为复合囊材，将囊心物分散混悬或乳化于囊材的水溶液中，当两种相反电荷的胶体溶液混合时，因电荷中和而产生凝聚交联成囊的方法。本实验以明胶和阿拉伯胶作为复合囊材，其中阿拉伯胶带负电荷，明胶在等电点以上带负电荷而在等电点以下带正电荷。液体石蜡先与阿拉伯胶混合，制成乳剂，在 40℃~60℃ 温度下与等量的明胶溶液混合，然后用稀酸逐步调节 pH 至 A 型明胶的等电点 4~5，明胶的正电荷达到最大，与带负电荷的阿拉伯胶结合成不溶性复合物，从而凝聚成微囊。

明胶可以和醛类发生氨醛缩合，使明胶分子相互交联固化。由于凝聚是可逆的，因此加入交联剂，如甲醛、戊二醛等可以阻止微囊重新溶解或粘连，使凝聚囊材固化后成为不可逆的微囊。

三、实验材料与仪器

1. 实验材料　液体石蜡、明胶、阿拉伯胶、0.1 mol/L 醋酸溶液、无水硫酸钠、37%甲醛溶液、20%氢氧化钠溶液、蒸馏水等。

2. 实验仪器　电子天平、烧杯(200 mL、1000 mL)、水浴锅、冰袋、pH 试纸、玻璃棒、抽滤装置、布氏漏斗、真空泵、通风橱、恒温磁力搅拌器、移液枪(1 mL)、温度计、注射器、搅拌子、量筒(100 mL、500 mL、1000 mL)、离心管(10 mL)、光学显微镜等。

四、实验内容

1. 试剂的配制

(1)5%明胶溶液：量取 100 mL 蒸馏水，将 5 g 明胶用 80 mL 蒸馏水浸泡溶胀，置于50℃水浴中加热溶解，加入剩余蒸馏水搅匀，水浴保温，备用。

(2)5%阿拉伯胶溶液：量取 100 mL 蒸馏水置于 250 mL 烧杯中，将 5 g 阿拉伯胶粉末少量多次撒于液面，待粉末润湿下沉后置于 50℃水浴中，搅拌溶解，保温，备用。

(3)60%无水硫酸钠溶液：称取 60 g 无水硫酸钠，置于 100 mL 烧杯中，量取 100 mL 蒸馏水，搅拌溶解。

2. 液体石蜡微囊制备(单凝聚法)

(1)液体石蜡乳的制备：称取 5 g 液体石蜡于 200 mL 烧杯中，与 100 mL 5%明胶溶液混合，加入搅拌子后，放置在 50℃恒温水浴锅中搅拌，乳化 10 min；取制得的液体石蜡乳剂半滴，置于载玻片上，加 1 滴蒸馏水后加盖玻片，滤纸从盖玻片边缘吸除多余液体，用光学显微镜观察，记录乳滴状态。

(2)凝聚成囊：将上述乳剂转至大烧杯(500 mL)并置于磁力搅拌器上，在不断搅拌下滴加 0.1 mol/L 醋酸溶液，调节溶液 pH 至 4；加入 6 mL 50℃保温的 60%无水硫酸钠溶液，使明胶凝聚成囊；将溶液转移至另一干净的 1000 mL 烧杯中，加入 400 mL 蒸馏水，玻璃棒搅拌混匀，取样镜检；将微囊液混悬于 400 mL 4.5%的无水硫酸钠稀释液中。

注：若硫酸钠凝聚剂用去 21 mL，乳剂中蒸馏水为 60 mL，体系中无水硫酸钠的浓度为 60%×(21 mL/81 mL)×60%＝15.6%，应再增加 1.5%，即 17.1%硫酸钠溶液为稀释液，用

量为体系的 3 倍多（300 mL）。稀释液的浓度过高（或过低），会使囊粘连成团（或溶解）。

（3）固化微囊：将上述稀释液转移至通风橱中的冰水浴锅中，搅拌至稀释液温度降至 5℃时，缓慢滴加 2.5 mL 37%甲醛溶液，充分搅拌 15 min；取出样品溶液放置在磁力搅拌器上，用 20%氢氧化钠溶液调节 pH 至 8~9，室温继续搅拌 1 h，取样镜检，记录固化微囊状态；静置至微囊沉降完全，过滤，微囊用蒸馏水洗至无醛味，洗液 pH 接近中性时抽干微囊，即得。

3.液体石蜡微囊制备（复凝聚法）

（1）液体石蜡乳的制备：称取 5 g 液体石蜡，与 100 mL 5%阿拉伯胶溶液混合乳化，再加入 100 mL 5%明胶溶液，混合均匀；取制得的液体石蜡乳剂半滴，置于载玻片上，加 1 滴蒸馏水后加盖玻片，滤纸从盖玻片边缘吸除多余液体，用光学显微镜观察，记录乳滴状态。

（2）凝聚成囊：将上述乳剂转至 500 mL 大烧杯中并置于磁力搅拌器上，不断搅拌下缓慢滴加 0.1 mol/L 醋酸溶液，调节溶液 pH 至 4，取样镜检，记录成囊状态；将剩余液体转移至一干净 1000 mL 烧杯中，加入 400 mL 蒸馏水，玻璃棒搅拌混匀，取样镜检。

（3）固化微囊：将上述稀释液转移至通风橱中的冰水浴锅中，搅拌至稀释液温度降至 5℃时，缓慢滴加 2.5 mL 37%甲醛溶液，充分搅拌 15 min；取出样品溶液放置在磁力搅拌器上，用 20%氢氧化钠溶液调节 pH 至 8~9，继续搅拌 1 h，取样镜检，记录固化微囊状态；静置至微囊沉降完全，过滤，微囊用蒸馏水洗至无醛味，洗液 pH 接近中性时抽干微囊，即得。

4.微囊的验证

（1）粒径及分布：采用显微镜目测法，根据投影像测得几何学粒径，记录观测所用物镜及目镜放大倍数，并计算微囊粒径。

（2）计算收率：对所得微囊进行称重，计算收率。

五、实验结果与讨论

1.观察乳滴、凝聚囊、固化微囊的显微镜下形态特征，并比较三者的差别。

2.将制得的微球大小填入表 26-1。

表 26-1　微囊粒径

粒径/μm	D_1	D_2	D_3	$\overline{D}$
明胶微囊				
明胶-阿拉伯胶微囊				

3.计算微囊收率。

六、操作注意事项

1.明胶和阿拉伯胶为高分子化合物，应先溶胀再溶解，防止高分子材料粘附在器壁上。

2.制备微囊时，磁力搅拌器设定的搅拌速度要适中，太慢会导致微囊粘连，太快则会使微囊变形。

3.明胶是最常用的囊材，按其水解方法不同分为 A 型明胶和 B 型明胶两种。酸水解法制得的是 A 型明胶，其等电点为 7.0~9.0。B 型明胶是碱水解产物，其等电点为 4.7~5.0。当 pH>等电点，明胶带负电荷；pH<等电点，则带正电荷。A 型明胶和 B 型明胶在成膜性能上无明显差别，复凝聚法用 A 型明胶，而单凝聚法用 A 型明胶或 B 型明胶均可。

4.甲醛的作用是使明胶变性促使囊膜固化，甲醛用量的多少及环境的 pH 均影响明胶变性的程度，同时也影响药物释放的速度。pH 8.0~9.0 是明胶与交联剂发生氨醛缩合反应的最佳 pH，使得囊膜固化，成为不可逆的微囊。若药物不宜在碱性环境，可改用戊二醛在中性介质中使明胶交联固化囊膜。

5.采用复凝聚法制备微囊时，应于 50℃左右将其烘干，不应室温或低温干燥，以防粘连结块。

6.保存微囊的方法，应根据将要制成的剂型而定。如果制成的是固体剂型，可加适量的辅料将其制成颗粒，干燥后保存；如果制成的是液体剂型或气体剂型，可暂时混悬于蒸馏水中保存。

七、思考题

1.单凝聚法和复凝聚法制备微囊的基本原理是什么？两种方法有哪些异同点？操作时有哪些关键操作？

2. 使用交联剂的目的是什么? 交联的原理和操作条件是什么?

3. 单凝聚法制备微囊时加入无水硫酸钠溶液的作用是什么?

4. 影响微囊的大小和形态的因素有哪些?

微囊的制备

(谭淞文　周文虎　袁玉　中南大学)

实验二十七

微球的制备及验证

一、实验目的

1. 掌握乳化分散法制备微球的方法。
2. 熟悉光学显微镜测定微球粒径的方法。
3. 了解影响微球粒径大小的因素。

二、实验原理

　　微球是由药物分散在高分子材料基质中形成的直径为 $1 \sim 300 \ \mu m$ 的微小球状实体。与微囊的包封结构不同，微球使用聚合物材料作为骨架结构与药物混合。通过控制微球的大小，微球可以具有物理栓塞性、肺部靶向性和淋巴靶向性等，以满足不同临床应用的需求。制备微球的常用方法有乳化分散法、凝聚法及聚合法，其中乳化分散法应用较为广泛。乳化分散法通过将药物和载体材料的混合溶液分散在不相溶的介质中，形成类似于水包油型（O/W）乳剂或油包水型（W/O）乳剂，并将乳剂的内相固化和分离来制备微球的一种方式。具体固化方法有交联固化法、热固化法、溶剂挥发法等。

　　本实验将采用化学交联剂，如甲醛、戊二醛、丁二酮等使得乳剂内相固化和分离，从而制备明胶微球，该方法适用于热敏性药物。此外，采用热固化法，利用蛋白质受热凝固的性质使得乳剂内相固化而制备蛋白微球。

三、实验材料与仪器

1. 实验材料　液体石蜡、莪术油、白蛋白、明胶、聚山梨酯-60、司盘-80、甲醛、20% 氢氧化钠溶液、异丙醇、蒸馏水等。

2. 实验仪器　恒温磁力搅拌器、紫外-可见分光光度计、电子天平、布氏漏斗、真空泵、恒温水浴锅、光学显微镜、微孔滤膜、烧杯（100 mL、250 mL）、量筒（10 mL、100 mL）、温度计、离心管（2 mL、5 mL、10 mL）等。

四、实验内容

1. 试剂的配制

（1）5%明胶溶液的配制：称取 0.5 g 明胶，用 8 mL 蒸馏水浸泡溶胀，再加入蒸馏水至 10 mL，50℃ 水浴下搅拌溶解，并置于 50℃ 水浴保温，备用。

（2）5%白蛋白水溶液的配制：称取 0.5 g 白蛋白，加入 10 mL 蒸馏水，转至 50℃ 水浴搅拌溶解，50℃ 水浴保温，备用。

2. 明胶微球的制备

（1）空白明胶微球的制备：量取 40 mL 液体石蜡，置于 100 mL 烧杯中，加 1.0 g 司盘-80，50℃ 水浴下搅拌反应 5 min，使溶液混合均匀，缓慢滴加 10 mL 5%明胶溶液，继续搅拌乳化 10 min，取样，在显微镜下观察形成的 W/O 型乳剂粒径的大小及均匀程度；将乳剂转至通风橱中的冰水浴锅中，加入搅拌子后搅拌反应，当溶液温度降至 5℃ 时，滴加 4 mL 37%甲醛溶液，继续搅拌反应 15 min，加入 40 mL 异丙醇，用 20%氢氧化钠溶液调节 pH 至 8~9，继续搅拌 1 h，取样，在显微镜下观察微球形态，记录粒径大小；静置至微球沉降完全，倾去上清液，过滤，用少量异丙醇溶液洗涤微球至无甲醛气味，抽滤，挥干溶剂，即得。

（2）莪术油明胶微球的制备：量取 10 mL 上述制备的 5%明胶溶液，置于 100 mL 烧杯中，50℃ 恒温水浴，加入 0.2 g 聚山梨酯-60，称取 0.5 g 莪术油，在 50℃ 搅拌下滴加莪术油，继续搅拌乳化 10 min，取样，在显微镜下观察形成的 O/W 型乳剂粒径的大小及均匀程度；量取 40 mL 液体石蜡，置于 100 mL 烧杯中，加入 1.0 g 司盘-80，在 50℃ 恒温水浴下搅拌，缓慢滴加上述制备的莪术油 O/W 型乳剂，继续搅拌乳化 10 min，制成 O/W/O 型复乳；将复乳转至冰水浴中冷却至 0℃，滴加 4 mL 甲醛溶液，搅拌 10 min，加入 40 mL 异丙醇，用 20%氢氧化钠溶液调节 pH 至 8.0~9.0，继续搅拌 1 h，取样，在显微镜下观察微球形态，记录粒径大小；静置至微球沉降完全，倾去上清液，过滤，用少量异丙醇溶液洗涤微球至无甲醛气味，抽滤，挥干溶剂，即得。

3.蛋白微球的制备

（1）空白蛋白微球的制备：量取 20 mL 液体石蜡，置于 100 mL 烧杯中，加 0.5 g 司盘-80，50℃恒温水浴下搅拌，缓慢滴加 5 mL 上述制备的 5% 白蛋白溶液，搅拌乳化 10 min，取样，在显微镜下观察形成的 W/O 型乳剂粒径的大小及均匀程度；将乳剂滴入 100 mL 预热 120℃的蓖麻油中，加热搅拌固化 20 min，30 mL 无水乙醚分离洗涤 2~3 次，取样，在显微镜下观察微球形态，记录粒径大小，抽滤干燥，即得。

（2）莪术油蛋白微球的制备：量取 10 mL 上述制备的 5% 白蛋白溶液，置于 100 mL 烧杯中，50℃恒温水浴，加入 0.2 g 聚山梨酯-60，称取 0.5 g 莪术油，在 50℃水浴磁力搅拌条件下滴加莪术油，搅拌乳化 10 min，取样，在显微镜下观察形成的 O/W 型乳剂粒径的大小及均匀程度；量取 20 mL 液体石蜡，置于 100 mL 烧杯中，加 0.5 g 司盘-80，置于 50℃恒温水浴，在搅拌下缓慢滴 10 mL 加上述制备的莪术油 O/W 型乳剂，搅拌乳化 10 min，制成 O/W/O 型复乳；将复乳滴入 200 mL 已经预热至 120℃的蓖麻油中，加热搅拌固化，30 mL 无水乙醚分离洗涤 2~3 次，取样，在显微镜下观察微球形态，记录粒径大小，抽滤干燥，即得。

4.微球的验证

（1）粒径及分布：采用显微镜目测法，根据投影像测得几何学粒径，记录观测所用物镜及目镜放大倍数，计算微球粒径。

（2）载药量和包封率的测定：莪术油含量测定可参照本书实验二十五，得到莪术油的标准曲线方程。

精密称取 30 mg 载药微球置于离心管中，精密加入 2 mL 蒸馏水，超声振荡 20 min 后精密加入 18 mL 无水乙醇，超声提取 15 min 后以 4000 rpm 的转速离心 6 min，取 1 mL 上清液用微孔滤膜过滤，弃去初滤液，取续滤液后按照本书实验二十五的方法测定莪术油含量。莪术油的载药量和包封率计算公式如下：

$$载药量 = \frac{微球中含药量}{微球的总重量} \times 100\% \tag{27-1}$$

$$包封率 = \frac{微球中包封的含药量}{微球中包封和未包封的总药量} \times 100\% \tag{27-2}$$

五、实验结果与讨论

1.观察微球的形态与外观，包括乳滴和固化后微球的形态特征。

2. 将制得的微球大小记录于表27-1。

表 27-1　微球粒径及平均粒径

粒径/μm	D_1	D_2	D_3	$\overline{D}$
空白明胶微球				
莪术油明胶微球				
空白蛋白微球				
莪术油蛋白微球				

3. 莪术油标准曲线的绘制

将紫外-可见分光光度法测得的莪术油的吸光度填入表27-2，进行线性回归，得到标准曲线方程。

表 27-2　莪术油标准曲线

溶液编号	1	2	3	4	5	6	7
莪术油浓度/(μg·mL^{-1})							
A							

莪术油标准曲线方程：＿＿＿＿＿＿＿＿＿＿＿＿＿，相关系数 $R=$＿＿＿＿＿＿

4. 两种载药微球的载药量及包封率计算

精密称定的微球总质量为 m_0，分别测得两种载药微球超声破裂后的药液在 290 nm 波长下的吸光度 A，根据莪术油标准曲线方程计算样品中莪术油的浓度 C，乘以相应体积 V 得到微球中含药量，按下式计算载药量。

$$载药量 = \frac{C \times V}{m_0} \times 100\% \tag{27-3}$$

精密称取的载药微球质量根据上述载药量换算，得到微球总药量 m，分别测定两种载药微球在 290 nm 波长下的吸光度 A，根据莪术油标准曲线方程计算微球中莪术油的浓度 C，乘以相应体积 V 后得到包封的莪术油含量，按下式计算包封率。

$$包封率 = \frac{C \times V}{m} \times 100\% \tag{27-4}$$

六、操作注意事项

1. 乳化阶段的搅拌速度及时间长短可影响微球的大小，一般来说搅拌速度越快，乳化时间越长，微球粒子越小。在显微镜下观察乳滴的大小，小于 10 μm 的粒径更佳。

2. 制备微球时，磁力搅拌器设定的搅拌速度要适中，应尽量避免产生泡沫。

3. 明胶溶液制备需要先溶胀再溶解，实验过程中的各溶液需要控制温度并保持恒温，以利于乳化均匀或交联固化。

七、思考题

1. 影响微球粒径及其分布的因素有哪些？

2. 在制备方法及结构特点上，微囊与微球具有什么异同点？

3. 有哪些固化方法？

微球的制备

（周文虎　谭淞文　袁玉　中南大学）

实验二十八
高分子纳米粒的制备及验证

一、实验目的

1. 掌握溶剂蒸发法制备聚乳酸–羟基乙酸共聚物（PLGA）纳米粒和离子凝胶法制备壳聚糖（CS）纳米粒的方法。

2. 熟悉用动态光散射法测定纳米粒粒径大小和分布的基本原理与操作方法。

二、实验原理

纳米粒制备的关键是控制粒子的大小和获得较窄且均匀的粒度分布，减少或消除粒子团聚现象，保证用药安全、稳定、有效。

聚乳酸–羟基乙酸是一种生物可降解的高分子材料，生物相容性好，不良反应小，在制药及医用工程领域得到广泛应用，已被美国食品药品监督管理局和欧洲药品管理局批准用于人肠外载药系统。PLGA作为纳米药物的载体材料，不仅可提高药物的溶解性，而且可促进药物透过肠道细胞，提高药物的生物利用度，是一种极具开发潜力的新型载药材料。

目前，常用的PLGA纳米粒制备方法包括乳化–溶剂挥发法、纳米沉淀法、自乳化溶剂扩散法、超临界流体抗溶剂法、溶剂注入法等。其中，乳化–溶剂挥发法是将聚合物溶解在有机溶剂中，再将药物溶解或分散在聚合物溶液中，在水和乳化剂存在下形成稳定乳液，经高压乳匀或超声后，在一定温度和压力条件下连续搅拌挥发溶剂即得水包油（O/W）PLGA纳米粒。

壳聚糖是天然多糖甲壳素脱去部分乙酰基的产物，具有来源丰富、可再生性、良好的生物相容性、生物可降解性、相对无毒和低免疫原性等特点。此外，壳聚糖水解后最终产物是氨基葡萄糖，具有抗炎、刺激蛋白多糖合成等作用，可以有效改善骨关节炎的症状。壳聚糖分子中有伯羟基、仲羟基和伯氨基等活性基团，如图 28-1 所示。这些活性基团经进一步修饰可获得更有应用价值的衍生物。这些优良的性质使壳聚糖作为药物递送的载体具有巨大的潜力。

　　壳聚糖纳米粒的主要制备方法包括离子凝胶法、凝聚沉积法和反向胶束法等。与其他方法相比，离子凝胶法制备条件温和，不需要使用有机溶剂和醛类交联固化剂，反应过程简便迅速。离子凝胶法是利用无毒的三聚磷酸钠（TPP）对壳聚糖进行离子诱导凝胶化而制备纳米粒。由于 TPP 中含有多个 $PO-Na^+$ 基团，如图 28-2 所示；而溶解于醋酸的壳聚糖分子链中含有 NH_3^+ 结构，类似于 CS-TPP 聚离子复合膜的成膜原理，故二者可发生反应 $CS-NH_3^+ + TPP-PO^- \rightarrow CS-NH^+-OP-PP$。壳聚糖载药纳米粒的形成主要是依靠正负电荷之间的吸引作用，壳聚糖的伯氨基带有正电荷，它与带负电荷的 TPP 在适宜的条件下交联，通过静电作用诱导纳米粒子的自组装，同时把药物包裹在纳米粒中。

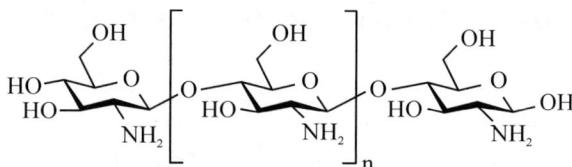

图 28-1　壳聚糖（CS）结构式

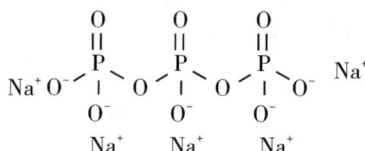

图 28-2　三聚磷酸钠（TPP）结构式

三、实验材料与仪器

　　1. 实验材料　聚乳酸-羟基乙酸共聚物（PLGA，50：50，分子量 5000）、壳聚糖（CS，黏度 40~100 cps，脱乙酰度 81.2%）、二氯甲烷、聚乙烯醇（PVA）、蒸馏水、醋酸、氢氧化钠（NaOH）、三聚磷酸钠（TPP）、NaCl、KCl、Na_2HPO_4、冰袋、称量纸。

　　2. 实验仪器　探头超声仪、滤纸、水浴锅、离心机、激光笔、96 孔离心管泡沫底座、粒径池、移液枪(1 mL、100 μL)、容量瓶(100 mL、1000 mL)、精密天平、离心管(1.5 mL、2 mL)、一次性胶头滴管(3 mL)、超声波清洗机、pH 计、离心机、量筒(10 mL)、玻璃棒、烧杯(10 mL、25 mL、50 mL、1000 mL)、圆底烧瓶(25 mL)、磁力搅拌器、搅拌子，冰袋。

四、实验内容

1. 试剂的配制

(1)含 50 mg/mL PLGA 的二氯甲烷溶液：称取 100 mg PLGA，溶于 2 mL 二氯甲烷溶液中，超声混匀。

(2)1% PVA 水溶液：称取 1 g PVA，溶于 100 mL 蒸馏水中，70℃超声加热溶解。

(3)0.1 mol/L 醋酸溶液：精密量取 5.72 mL 冰醋酸，加适量蒸馏水溶解后，转移至 1000 mL 容量瓶中定容，摇匀。

(4)1%三聚磷酸钠溶液：称量 1.0 g 三聚磷酸钠，溶于少量蒸馏水后，转移至 100 mL 容量瓶内定容，摇匀。

2. PLGA 纳米粒的制备

(1)将 1.2 mL 的 50 mg/mL PLGA 二氯甲烷溶液加入 10 mL 1% PVA 水溶液中，冰浴条件下探头 120 W 超声处理 10 min，获得的乳液加入 22 mL 0.5% PVA 水溶液稀释。

(2)上述乳液转移到 50℃恒温水浴锅中，加入搅拌子后搅拌反应 4 h，挥发有机溶剂，得到纳米粒溶液，12000 rpm、10 min 离心分离纳米粒。

(3)弃上清液，用 PBS 缓冲液(0.01 mol/L，pH 7.4)洗两次之后，用 5 mL 的 PBS 重悬，即得 PLGA 纳米粒溶液。

3. 壳聚糖纳米粒的制备

(1)配制 2.5 mg/mL 壳聚糖醋酸溶液：称取 100 mg 壳聚糖粉末，室温下溶于 40 mL 0.1 mol/L 醋酸溶液，使壳聚糖终浓度为 2.5 g/L；将溶液转移至磁力搅拌器上，加入搅拌子后，用 20% NaOH 溶液调节上述壳聚糖溶液 pH 至 5.0。

(2)在搅拌状态下，将 1 mL 1%三聚磷酸钠缓慢滴加到 24 mL 壳聚糖醋酸溶液中，使壳聚糖与三聚磷酸的质量比为 6：1，室温搅拌反应 15 min，通过阴阳离子的静电作用交联成 CS 空白纳米粒。

4. 纳米粒的验证

(1)粒径测试：使用马尔文纳米粒度仪测定纳米粒粒径。

(2)丁达尔效应：使用激光笔对纳米粒溶液进行照射，观察丁达尔现象。

五、实验结果与讨论

1. 通过动态光散射法测定 PLGA 纳米粒的粒径、表面电荷大小，并记录结果。

2. 通过动态光散射法测定 CS 纳米粒的粒径、表面电荷大小，并记录结果。

六、操作注意事项

1. 三聚磷酸钠溶液应缓慢滴入壳聚糖溶液中。

2. 三聚磷酸钠对皮肤和黏膜有轻度刺激，使用时应注意防护，如不慎与眼睛接触，请立即用大量清水冲洗。

3. 使用显微镜时应轻拿轻放，不可把显微镜放置在实验台的边缘，以免碰翻。

七、思考题

1. 影响 PLGA 纳米粒和 CS 纳米粒粒径大小的因素有哪些？

2. 壳聚糖纳米粒制备时为什么要加入三聚磷酸钠？

【知识拓展】

纳米粒(nanoparticles)是指在三维空间中至少有一维处于纳米尺寸(0.1～100 nm)的人造固态微粒。纳米粒的最大特征是尺寸超小、穿透性超强、比表面超大，这些赋予了纳米粒可以穿透不同器官和组织的能力。鉴于不同粒径微粒的穿透性不同，可利用纳米粒作为药物递送体系，将药物直接输送到体内不同的患病器官或组织，以实现药物的靶向治疗，在生物医学领域具有重要的应用价值。

高分子是由一种或多种单体通过聚合反应而制得的大分子，高分子纳米粒则是由合成高分子加工制得的纳米粒。通过调节高分子的组分(即单体的种类)、组成(即不同单体间的比例)、各组分在高分子链中的排列组合形式、高分子的结构及分子量，制得具有不同性能的合成高分子，再进一步通过对合成高分子的成粒加工，就可获得一系列不同表面亲水/疏水性、不同表面荷电性（正电荷、负电荷和中性）、不同表面基团（羟基、硫醇、氨基和羧基等）、呈不同形状（球形、椭圆形、棒状、纤维状等）、不同结构（实心、空心等）和不同表面（光滑、粗糙、多孔、起皱等）的合成高分子纳米粒，有望比其他材质的纳米粒拥有更为广阔的应用前景。

高分子纳米粒的制备

（魏华　喻翠云　南华大学）

实验二十九

脂质体的制备及验证

一、实验目的

1. 掌握采用薄膜分散法和 pH 梯度法制备脂质体的工艺。
2. 掌握采用阳离子交换树脂法测定脂质体包封率的方法。
3. 熟悉脂质体形成的原理和作用特点。
4. 了解"主动载药"与"被动载药"的概念。

二、实验原理

　　脂质体是由磷脂与(或不与)附加剂为骨架膜材制成的,具有双分子层结构的封闭囊状体。常见的磷脂分子结构中有两条较长的疏水链和一个亲水基团。用于制备脂质体的磷脂有天然磷脂(如大豆卵磷脂、蛋黄卵磷脂)、合成磷脂(如二棕榈酰磷脂酰胆碱、二硬脂酰磷脂酰胆碱)。将适量的磷脂加至水或缓冲溶液中,磷脂分子定向排列,其亲水基团面向两侧的水相,疏水链彼此对向缔和为双分子层,进一步形成椭圆形结构或球状结构,构成脂质体。常用的附加剂为胆固醇,胆固醇也是两亲性物质,其作用是调节双分子层的流动性、降低脂质体膜的通透性,与磷脂混合使用可制得稳定的脂质体。其他附加剂有十八胺、磷脂酸等,这些附加剂能改变脂质体表面的电荷性质,从而改变脂质体的包封率、体内外稳定性、体内分布等相关参数。

　　脂质体的制备工艺有多种,可按药物性质或需求进行选择。其主要制备工艺分为被动载药法和主动载药法两种,被动载药法包括薄膜分散法、逆向蒸发法、二次乳化法、溶剂注入法、冷冻干燥法、熔融法、超临界 CO_2 法等,主动载药法包括 pH 梯度法、硫酸铵梯度法、醋酸钙梯度法、离子载体法等。本实验以盐酸小檗碱为模型药物，分别采用被动载药法和主动载药法制备脂质体，并对其质量进行评价。盐酸小檗碱（berberine hydrochloride，BBR，Ber）是从黄连等植物中提取出来的异喹啉类生物碱，其化学结构式如图 29-1 所示。目前制备盐酸小檗碱脂质体的方法主要有薄膜分散法、pH 梯度法、薄膜分散-pH 梯度法等。

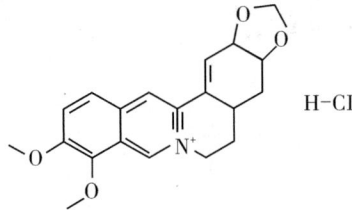

图 29-1　盐酸小檗碱的结构式

1. 薄膜分散法

该法属于被动载药，是目前脂质体制备工艺中应用最为广泛的方法。此法所制得的脂质体粒径较大且不均一，需要使用 French 挤压法、过膜分散法等技术对粒径进行修饰。此法操作步骤简单，脂质体结构经典，但是包封率较低，载药量也较小。薄膜分散法制备脂质体流程如图 29-2 所示。

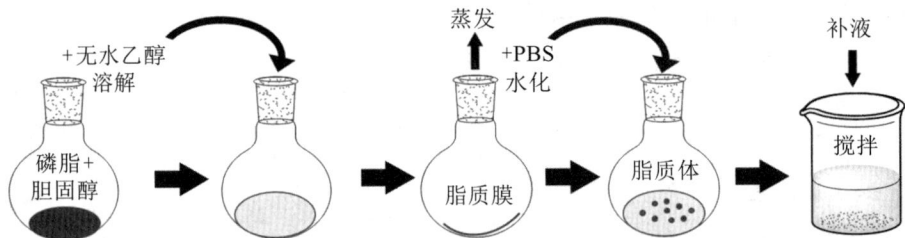

图 29-2　薄膜分散法制备脂质体流程示意图

2. pH 梯度法

该法属于主动载药，在目前的脂质体制备工艺中应用较为广泛，适用于制备两亲性药物脂质体。该制备方法的优势在于包封率高、渗透性小；缺陷在于产品质量受脂质体粒径、磷脂种类、药物与脂质体的混合顺序等因素影响较大，且重现性也较差。pH 梯度法制备载药脂质体原理如图 29-3 和图 29-4 所示。

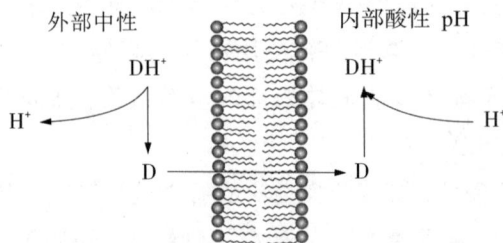

图 29-3　pH 梯度法制备载药脂质体原理示意图

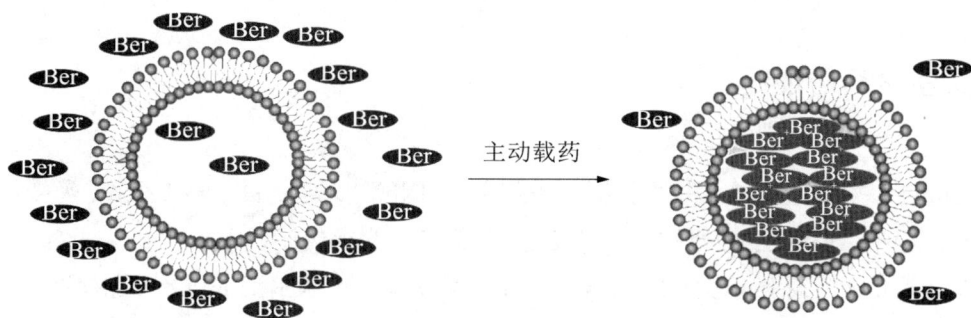

图 29-4　pH 梯度法制备盐酸小檗碱脂质体流程图

3. 薄膜分散-pH 梯度法

将两种制备方法结合在一起,既强化了各自的优势,又补足了各自的短板,使所制得的脂质体拥有较高包封率的同时,制备工艺简便易行,重现性也较好;但缺陷在于有机溶剂使用量大。

验证脂质体的指标有形态、粒径、粒度分布、Zeta 电位和包封率等,其中包封率(entrapment efficiency,EE)是脂质体制剂筛选处方工艺和质量标准的重要指标之一。测定脂质体包封率的方法有多种,包括离心法、透析法、凝胶柱层析法、离子交换树脂法、超滤法等。本实验采用阳离子交换树脂法测定盐酸小檗碱的包封率,其原理如图 29-5 所示。阳离子交换树脂法是利用离子交换作用,将带正电荷的未包进脂质体内的药物(游离药物)除去,由于脂质体带负电荷,因此包封于脂质体内的药物不能被阳离子交换树脂吸附,从而达到分离的目的,用以测定包封率。

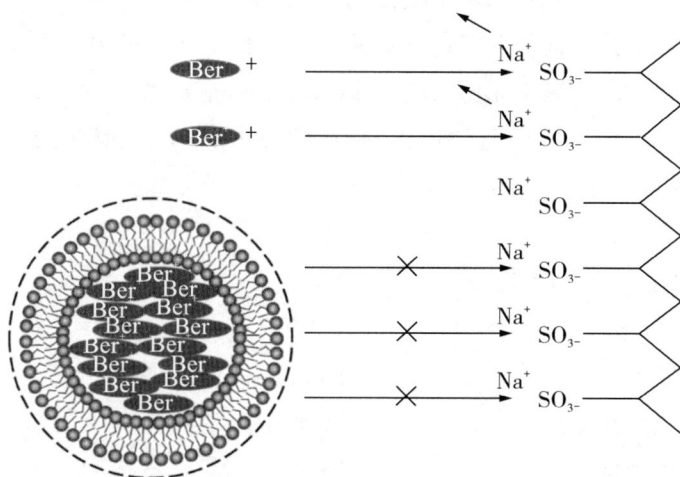

图 29-5　阳离子交换树脂测定盐酸小檗碱脂质体包封率的原理示意图

三、实验材料与仪器

1.实验材料　盐酸小檗碱、注射用大豆卵磷脂、胆固醇、无水乙醇、95%乙醇、磷酸氢二钠、磷酸二氢钠、柠檬酸、柠檬酸钠、碳酸氢钠、阳离子交换树脂。

2.实验仪器　分析天平、称量纸、旋转蒸发仪、防溅球、恒温水浴锅、磁力搅拌器、光学显微镜、载玻片、镜油、擦镜纸、动态光散射仪、紫外分光光度仪、玻璃棉、注射器（5 mL）、烧瓶（500 mL）、容量瓶（1 L、50 mL、10 mL）、西林瓶（10 mL）、移液枪（1 mL、10 μL）、烧杯（25 mL）。

四、实验内容

1.试剂的配制

（1）磷酸盐缓冲液（PBS）：称取0.37 g磷酸氢二钠（$Na_2HPO_4 \cdot 12H_2O$）与2.0 g磷酸二氢钠（$NaH_2PO_4 \cdot 2H_2O$），加蒸馏水适量，溶解并稀释至1000 mL（pH约为5.8），摇匀。

（2）柠檬酸缓冲液：称取10.5 g柠檬酸和7 g柠檬酸钠置于烧杯中，加水溶解后，玻璃棒引流入1000 mL容量瓶中，加水稀释至1000 mL（pH约为3.8），混匀，即得。

（3）碳酸氢钠（$NaHCO_3$）溶液：称取50.0 g碳酸氢钠置于烧杯中，加水溶解后，玻璃棒引流入1000 mL容量瓶中，加水稀释至1000 mL（pH约为7.8），混匀，即得。

（4）1 mg/mL盐酸小檗碱（BBR）溶液：称取50.0 mg盐酸小檗碱原料药，用磷酸盐缓冲液溶解并稀释至50 mL，摇匀，配制成质量浓度为1 mg/mL的BBR溶液。

（5）3 mg/mL盐酸小檗碱（BBR）溶液：称取15.0 mg盐酸小檗碱原料药，用磷酸盐缓冲液溶解并稀释至5 mL，摇匀，配制成质量浓度为3 mg/mL的BBR溶液。

2.空白脂质体的制备

【处方】

注射用大豆卵磷脂	0.6 g
胆固醇	0.2 g
无水乙醇	5 mL
磷酸盐缓冲液	适量
蒸馏水加至	30 mL

【制备】

（1）称取处方量磷脂（0.6 g）、胆固醇（0.2 g），置于25 mL烧杯中，加无水乙醇5 mL，

55℃~60℃水浴中搅拌使其溶解，然后转移至500 mL烧瓶中，于旋转蒸发仪上旋蒸，使磷脂/胆固醇的乙醇液在壁上成膜，减压除去乙醇，制备脂质膜。

（2）另取30 mL PBS置于小烧杯内，55℃~60℃水浴中保温，待用。

（3）取（2）中PBS缓冲液加至（1）中，在磁力搅拌器的作用下，55℃~60℃水浴中水化10~20 min或更久，保证所有脂质水化；取出脂质体液体于烧杯中，置于磁力搅拌器上，室温下搅拌30~60 min，如果液体体积减小，可补加蒸馏水至30 mL，混匀，即得。

3. 盐酸小檗碱脂质体的制备（被动载药法）

【处方】

注射用大豆卵磷脂	0.6 g
胆固醇	0.2 g
无水乙醇	5 mL
1 mg/mL BBR溶液	30 mL
蒸馏水加至	30 mL

【制备】

被动载药法称取处方量磷脂（0.6 g）、胆固醇（0.2 g），置于25 mL烧杯中，加无水乙醇5 mL，55℃~60℃水浴中搅拌使其溶解，然后转移至500 mL烧瓶中；余下操作除将磷酸盐缓冲液换成盐酸小檗碱溶液外，其他步骤同本章"空白脂质体的制备"，即得被动载药法制备的盐酸小檗碱脂质体。

4. 盐酸小檗碱脂质体的制备（主动载药法）

【空白脂质体处方】

注射用大豆卵磷脂	0.6 g
胆固醇	0.2 g
无水乙醇	5 mL
柠檬酸缓冲液	适量
蒸馏水加至	30 mL

【盐酸小檗碱脂质体处方】

空白脂质体	2.0 mL
3 mg/mL BBR溶液	1.0 mL
碳酸氢钠溶液	0.5 mL

【制备】

（1）空白脂质体的制备：称取处方量磷脂（0.6 g）、胆固醇（0.2 g），置于25 mL烧杯中，加无水乙醇5 mL，55℃~60℃水浴中搅拌使其溶解，然后转移至500 mL烧瓶中，于旋转蒸发仪上旋蒸，使磷脂/胆固醇的乙醇液在壁上成膜，减压除去乙醇，制备脂质膜；加入同温的柠檬酸缓冲液30 mL，55℃~60℃水浴中水化10~20 min或更久，保证所有脂质水化;取出脂质体于烧杯中,置于磁力搅拌器上,室温下搅拌 30~60 min,如果液体体积减小,可补加蒸馏水至 30 mL,混匀,即得。

(2)主动载药法制备盐酸小檗碱脂质体:准确量取 2 mL 空白脂质体、1 mL 盐酸小檗碱溶液(3 mg/mL)和 0.5 mL 碳酸氢钠溶液,在振摇下依次加入 10 mL 西林瓶中,混匀,盖上塞,50℃ 水浴中保温 20 min,随后立即用冷水降至室温,即得。

5. 脂质体的质量评价

(1)脂质体的粒度及其分布、电位:通过动态光散射仪测定脂质体的粒径、分布情况、Zeta 电位。

(2)盐酸小檗碱脂质体的包封率。

阳离子交换树脂分离柱的制备:取经 PBS 水化过的阳离子交换树脂适量,装于底部已垫有少量玻璃棉(或多孔垫片)的 5 mL 注射器筒中,自然滴尽 PBS,即得。

柱分离度的考察,具体有以下 5 个步骤。

A. 空白溶剂的配制:取 30 mL 95%乙醇,置于 50 mL 容量瓶中,加 PBS 至刻度,摇匀,即得。

B. 盐酸小檗碱与空白脂质体混合液的制备:精密量取 3 mg/mL 盐酸小檗碱溶液 0.5 mL,将其置于小试管中,加入 1 mL 空白脂质体,混匀,即得。

C. 对照溶液的制备:取 B 中制得的混合液 0.1 mL 置于 10 mL 容量瓶中,加入 6 mL 95%乙醇,振摇使之溶解,再加 PBS 至刻度,摇匀,过滤,弃去初滤液,取续滤液 4 mL 于 10 mL 容量瓶中,加 A 项中的空白溶剂至刻度,摇匀,即得。

D. 样品溶液的制备:取 B 中制得的混合液 0.1 mL 至分离柱顶部,待柱顶部的液体消失后,放置 5 min,轻轻加入 PBS(注意不能将柱顶部离子交换树脂冲散),进行洗脱(需 2~3 mL PBS),收集洗脱液于 10 mL 容量瓶中,加入 6 mL 95%乙醇,振摇使之溶解,再加 PBS 至刻度,摇匀,过滤,弃去初滤液,取续滤液为样品溶液。

E. 吸收度的测定:以空白溶剂为对照,在紫外光 345 nm 波长处分别测定样品溶液与对照品溶液的吸收度,计算柱分离度,分离度要求大于 0.9。

$$柱分离度 = 1 - \left(\frac{A_{样}}{A_{对} \times 2.5} \right) \tag{29-1}$$

式(29-1)中,$A_{样}$ 为样品溶液的吸收度,$A_{对}$ 为对照溶液的吸收度,2.5 为对照溶液的稀释倍数。

包封率的测定:精密量取 0.1 mL 盐酸小檗碱脂质体两份,一份置于 10 mL 容量瓶中,按本章"柱分离度的考察 C"进行操作,另一份置于分离柱顶部,按本章"柱分离度的考察 D"进行操作,所得溶液于紫外光 345 nm 波长处测定吸收度,按下式计算包封率。

$$包封率(\%) = \frac{A_1}{A_0 \times 2.5} \times 100\% \tag{29-2}$$

式(29-2)中，A_1 为通过分离柱收集的脂质体中盐酸小檗碱的吸收度，A_0 为未过柱盐酸小檗碱脂质体中药物的吸收度，2.5 为未过柱脂质体液体的稀释倍数。

五、实验结果与讨论

1. 记录马尔文纳米粒度分析仪测定的脂质体的粒径、分布情况（PDI）、Zeta 电位，将实验结果填入表 29-1。

表 29-1　不同脂质体的粒径、PDI 和 Zeta 电位

脂质体类别		粒径	PDI	Zeta 电位
空白脂质体				
被动载药脂质体				
主动载药脂质体	空白脂质体			
	载药脂质体			

2. 计算脂质体的柱分离度和包封率，分别将实验结果填入表 29-2、表 29-3。

表 29-2　柱分离度

345 nm 波长处 $A_{样}$	345 nm 波长处 $A_{对}$	$A_{对} \times 2.5$	$A_{样}/(A_{对} \times 2.5)$	柱分离度

表 29-3　不同盐酸小檗碱脂质体的包封率

参数　　脂质体类别	A_1	A_0	A_1/A_0	$EE/\%$
被动载药脂质体				
主动载药脂质体				

六、操作注意事项

1. 磷脂和胆固醇的乙醇溶液应澄清，不能在水浴中放置过长时间。

2. 磷脂、胆固醇形成的薄膜应尽量薄。

3. 55℃~60℃水浴中搅拌（或转动）水化时，一定要充分保证所有脂质水化，不得存在脂质块。

4. 主动载药过程中，加药顺序一定不能颠倒，加三种液体时，随加随摇，确保混合均匀，保证体系中各部位的梯度一致。

5. 水浴保温时，应注意随时轻摇，只须保证体系均匀即可，无须剧烈摇动。

6. 用冷水降温过程中，应轻摇。

七、思考题

1. 以脂质体作为药物载体的特点有哪些，并讨论影响脂质体形成的因素。

2. 如何提高脂质体对药物的包封率？

3. 碳酸氢钠溶液在脂质体制备中发挥的主要作用？

【知识拓展】

20世纪60年代初Banghan等发现磷脂分散在水中可形成多层囊，并证明每层囊均由双分子脂质膜组成且被水相隔开，后统称这种具有生物膜结构的囊为脂质体。1971年Ryman等提出将脂质体作为药物载体，即将酶或药物包载在脂质体中。近年来，脂质体作为药物载体在递送给药系统中的研究有了迅速的发展。

脂质体可分为三类：小单室（层）脂质体，粒径在20~50 nm，经超声波处理的脂质体混悬液，绝大部分为小单室脂质体；多室（层）脂质体，粒径在400~1000 nm；大单室脂质，粒径在200~1000 nm，用乙醚注入法制备的脂质体多属这一类。

（1）溶剂注入法：较为常用，其中应用最为广泛的是乙醇注入法和乙醚注入法。此法优点在于所制得的脂质体形状更为完整，且粒径小于1 μm，适合制备注射液；缺点是制得的脂质体粒径大小不均一。

（2）逆向蒸发法：是一种将脂类材料溶于有机溶剂（如乙醇、二氯甲烷）中，然后将其与含药缓冲液混合乳化，最后蒸去有机溶剂，从而制得所需脂质体的方法。该法所得脂质体的载药量和包封率均较高，但极易造成有机溶剂残留。

（3）超临界 CO_2 法：是一种在制备过程中将氯仿、乙醚等有机溶剂用超临界流体替代，从而制备脂质体的新型制备方法。该方法可显著提高脂质体的包封率，增大载药量，也可最大限度地降低有机溶剂的使用量，增加生物安全性。

（4）硫酸铵梯度法可在脂质体膜两侧形成跨膜浓度梯度，并促使外部药物自发进入脂质体内，一般适用于包载弱碱性药物。硫酸铵水溶液近中性，该方法相较于 pH 梯度法的优势在于可减少磷脂分子的水解，从而确保脂质体的质量和安全性；但缺陷在于所制得的脂质体的包封率较低。

脂质体的制备及验证

（张海涛　喻翠云　南华大学）

实验三十
缓释制剂的制备及释放度测定

一、实验目的

1. 掌握缓释制剂的制备工艺及其质量评定。
2. 熟悉缓释制剂的基本原理与设计方法。
3. 了解缓释制剂释放度的测定方法。

二、实验原理

　　缓释制剂是指口服药物在规定溶剂（水、酸性介质、缓冲液等）中，按要求缓慢地非恒速释放，且与相应的普通制剂比较每日用药次数至少减少一次或用药的间隔时间有所延长的制剂。

　　缓释制剂按剂型主要分为片剂、颗粒剂、小丸剂、混悬剂、胶囊剂、膜剂、栓剂、植入剂等。其中，片剂又可分为骨架片、膜控释片、胃内漂浮片、生物粘附片等。目前，研究较广的是骨架型缓释片，其制备工艺相对简单。

　　茶碱在临床上主要用于平喘，因其治疗范围窄（10~20 ng/mL），制成缓释制剂可以减少血药浓度的波动，减少不良反应，并减少服药次数。本实验制备3种不同的茶碱缓释制剂并进行释放度的测定。

　　《中华人民共和国药典》（2020年版）规定，体外释放速率实验应能反映受试制剂释放速率的变化特征且能满足统计学处理的需要，全程释药时间不应短于给药间隔时间，且累积释放率要求达到90%以上。在制剂质量研究中，应将释药全过程的数据作药物累积释放百分率–时间曲线图，制定合理的释放度取样时间点。除另有规定外，一般从药物累积释放百分率-时间曲线图中至少选出 3 个取样点作为药物释放度的标准。第一个时间点通常为 1 h 或 2 h，这个时间点主要考察制剂有无突释效应。第二个时间点或第三个时间点，主要考察制剂释放的特性与趋势。具体时间及释放量应根据各药物的要求而定。最后一个时间点，主要考察制剂是否基本上释放完全，释放量要求达 75% 以上。

三、实验材料与仪器

1. 实验材料　茶碱、硬脂醇、羟丙甲纤维素（HPMC K100M）、乳糖、乙醇、硬脂酸镁。
2. 实验仪器　筛子（16 目、18 目、80 目、100 目）、研钵、单冲压片机、溶出仪、紫外-可见分光光度计。

四、实验内容

1. 茶碱溶蚀性骨架缓释片的制备

【处方】

茶碱	10 g
硬脂醇	1 g
羟丙甲纤维素	0.1 g
80% 乙醇溶液	适量
硬脂酸镁	1.2%

【制备】

（1）取茶碱过 100 目筛；另将 1 g 硬脂醇置于蒸发皿中，于 80℃ 水浴上加热熔融，加入 10 g 茶碱搅匀，冷却，置研钵中研碎。

（2）加羟丙甲纤维素胶浆（以 3 mL 80% 乙醇制得）制成软材（若胶浆量不足，可再加适量 80% 乙醇），18 目筛制粒。

（3）将（2）制得的产物于 36℃ ~40℃ 干燥，16 目筛整粒，称重，加入硬脂酸镁混匀。

（4）计算片重，压片即得，共制得 100 片，每片含茶碱 100 mg。

2. 茶碱亲水凝胶骨架缓释片的制备

【处方】

茶碱	10 g
乳糖	5 g
羟丙甲纤维素	4 g

80%乙醇溶液	适量
硬脂酸镁	1.2%

【制备】

（1）将茶碱、乳糖分别过100目筛，羟丙甲纤维素过80目筛，混合均匀，加80%乙醇溶液制成软材，过18目筛制粒。

（2）将（1）制得的产物于50℃～60℃干燥，16目筛整粒，称重，加入硬脂酸镁混匀。

（3）计算片重，压片即得，共制得100片，每片含茶碱100 mg。

3. 茶碱缓释颗粒的制备

【处方】

茶碱	10 g
羟丙甲纤维素	4 g
乳糖	5 g
80%乙醇溶液	适量
硬脂酸镁	1.2%

【制备】

将茶碱、乳糖分别过100目筛，羟丙甲纤维素过80目筛，混合均匀，加80%乙醇溶液制成软材，过18目筛制粒，于50℃～60℃干燥，16目筛整粒，称重。

4. 质量检查

释放度的检查方法有两种。

（1）标准曲线的制作：精密称量20 mg茶碱对照品置于100 mL量瓶中，加蒸馏水溶解，并稀释至刻度；精密吸取此溶液10 mL置于50 mL量瓶中，加蒸馏水至刻度；取上述溶液0.5 mL、1 mL、2 mL、5 mL、7.5 mL、10 mL分别置于25 mL容量瓶中，加蒸馏水至刻度，制成0.8 μg/mL、1.6 μg/mL、3.2 μg/mL、8 μg/mL、12 μg/mL、16 μg/mL的溶液。按照紫外-可见分光光度法，在270 nm波长处测定吸收度，对溶液浓度与吸收度进行回归分析得到标准曲线方程。

（2）释放度试验：取制得的茶碱溶蚀性骨架缓释片或茶碱亲水凝胶骨架缓释片各1片或等重的茶碱缓释颗粒，参照《中华人民共和国药典》（2020年版）溶出度与释放度测定法第二法（桨法）进行测定。以蒸馏水900 mL为释放介质，温度（37±0.5）℃，转速为每分钟50 r/min，经1 h、2 h、3 h、4 h、6 h、12 h分别取释放液3 mL，用0.8 um微孔滤膜过滤，并及时在溶出杯中补充相同温度的释放介质3 mL，取续滤液1 mL置于10 mL容量瓶中，加蒸馏水稀释至刻度，按照紫外-可见分光光度法，在270 nm波长处测定吸收度。

五、实验结果与讨论

1. 标准曲线

根据标准曲线求得各取样时间释放液中的药物浓度，计算各时间的累积释放量，除以每片的药物含量（标示量），即得各取样时间药物的累积释放百分率。

$$累积释放百分率(\%) = [(C \times 介质总量 \times 10^{-3})/标示量] \times 100\% \qquad (30\text{-}1)$$

式(30-1)中，C 的单位为 $\mu g/mL$。

将实验结果填入表 30-1。

表 30-1　缓释制剂的释放度实验结果

	溶蚀性骨架缓释片						亲水凝胶骨架缓释片						缓释颗粒					
取样时间(h)	1	2	3	4	6	12	1	2	3	4	6	12	1	2	3	4	6	12
吸收度																		
药物浓度($\mu g/mL$)																		
累积释放百分率(%)																		

2. 曲线图

以累积释放百分率为纵坐标，时间为横坐标，绘制药物累积释放百分率-时间曲线图。

3. 评价

比较不同处方茶碱缓释制剂的释放曲线，并作出评价。

根据《中华人民共和国药典》(2020 年版)二部规定，茶碱缓释制剂的释放度标准为每片在 2 h、6 h、12 h 的溶出量分别为 25%～45%、35%～55%、50%以上。比较本实验压制的茶碱缓释制剂的释放度，作出评价。

六、操作注意事项

1. 茶碱缓释片中的羟丙甲纤维素用量增加时，可使片剂遇水后形成凝胶层的速率加快、厚度增加，从而导致水分向片芯渗透的速率减小，以致片剂骨架溶蚀减慢，茶碱释放速率减慢。若片剂中水溶性小分子乳糖用量增加，则在一定程度上可以促使水分渗入片芯，从而使片剂溶蚀加快，进而加快释放速率。因而，茶碱缓释片可通过羟丙甲纤维素、乳糖用量的改变来调节药物的释放速率，直至达到缓释要求为止。

2.缓释片硬度对药物释放速率有直接影响,本实验将硬度控制在$(5\sim7)\,kg/cm^2$为宜。

3.对所用的溶出度测定仪,应先检查其是否运转正常,以及温度、转速的控制等是否准确,并注意仪器的安装是否正常。

4.样液用微孔滤膜过滤时,应注意滤膜安装是否正确、紧密,否则会影响测定数据的正确性。

七、思考题

1.设计口服缓释制剂时,主要考虑哪些影响因素?

2.缓释制剂的释放度实验有何意义?

3.在研制一个药物缓释制剂的过程中,如何确保该缓释制剂的释放度达到标准?

【知识拓展】

普通释药系统存在血药浓度波动性大、给药次数频繁、给药不方便等诸多缺点。缓释制剂是指能够在介质中缓慢释放药物的制剂,适用于多种给药途径,可以制作成多种药物剂型。其研究可追溯到20世纪50年代,在经历20年的研究后被医学界认可,缓释制剂其活性药物释放较为缓慢,药物被吸收入血后能维持长时间的稳态血药浓度,能够避免"峰谷效应"带来的不良反应,从而减少用药频率,改善患者用药依从性,提高药物的疗效和安全性。缓释给药系统已成为近年来国内外发展最快的新型给药系统。缓释制剂主要有以下4类。

1.骨架型缓释制剂

在一种或几种高分子材料制成的骨架上混合以药物,再通过技术手段制成不同形式的固体制剂,其可在水或体液中保持或转变为骨架结构,将药物以分子或晶体的状态均匀散布在骨架内,起到药物储库的作用。相比于膜控型缓释制剂,骨架型缓释制剂因没有衣膜的屏障作用,药物释放曲线不会发生时滞现象,从而提高了药物在生物体内的利用度;由于骨架型缓释制剂没有储存过程中衣膜的愈合,所以有着更好的稳定性。一般根据骨架材料,骨架型缓释制剂分为亲水凝胶骨架性缓释制剂、不溶性骨架性缓释制剂、溶蚀骨架缓释制剂等。

2.膜控型缓释制剂

该制剂是指将具有良好成膜性和机械性特点的高分子聚合物薄膜包被在片剂、小片及微丸的表面,以膜两侧的浓度差作为释药的扩散动力,而药物的释放速率和释放行为的调节则通过包衣膜来实现的一类制剂。其主要包括微孔膜包衣片、肠溶膜控释片、膜控释小片和膜控释小丸。

3. 渗透泵型制剂

渗透压为该类缓释制剂药物释放的动力，控制药物释放，可以均匀恒速地释放药物，具有零级释放动力学特征。按照结构特点，可将渗透泵型制剂分为初级渗透泵制剂、多室渗透泵制剂及微孔渗透泵制剂。

4. 双重缓释制剂

多种释放体系结合，相互之间弥补不足，能有效提高制剂的有效性和安全性，如骨架-膜控双重缓释制剂等。

缓释制剂的制备及
释放度测定

（李卓　喻翠云　南华大学）

参考文献

[1] 王都留.化学基础实验[M].甘肃：兰州大学出版社，2014.

[2] 谭大志，张文珠，赫英辉，等.化学教学实验室废液的管理探索[J].化工高等教育，2018，35(5)：59-62.

[3] 徐云升，陈军，胡海强.基础化学实验[M].广州：华南理工大学出版社，2007.

[4] 左月明，陈林林，张忠立.高效液相色谱法测定延龄草中4种甾体皂苷的油水分配系数及平衡溶解度[J].中南药学，2022，20(5)：1158-1161.

[5] 熊菁，吴芬，曾媛，等.盐酸地芬尼多平衡溶解度和油水分配系数的测定[J].中国药师，2021，24(1)：156-158.

[6] 国家药典委员会.中华人民共和国药典[M].北京：中国医药科技出版社，2020.

[7] 熊婧，张涛，许明哲，等.平衡溶解度实验基本程序和技术要求[J].中国药学杂志，2019，54(16)：1349-1354.

[8] 孟胜男，胡荣峰.药剂学实验指导[M].北京：中国医药科技出版社，2016.

[9] 崔福德.药剂学实验指导[M].3版.北京：人民卫生出版社，2011.

[10] 崔福德.药剂学[M].7版.北京：人民卫生出版社，2011.

[11] 陆彬.药物新剂型与新技术[M].北京：人民卫生出版社，2005.

[12] 韩丽，史亚军.药剂学实验[M].2版.北京：中国医药科技出版社，2018.

[13] 方亮.药剂学[M].8版.北京：人民卫生出版社，2016.

[14] 吴正红，周建平.工业药剂学[M].北京：化学工业出版社，2021.

[15] 丁志杰，惠贞贞，郭雨，等.粉体粒度及其分布教学初探[J].广东化工，2017，44(1)：172-173.

[16] 王亮，潘静，袁颖，冯春来，徐希明.医药粉体流动性评价方法研究进展[J].中国粉体技术，2016，22(5)：28-34.

[17] 杨志欣，王悦.中药药剂学实验[M].北京：中国中医药出版社，2016.

[18] 潘卫三.药剂学[M].北京：化学工业出版社，2017.

[19] 李茂星，谢景文，葛欣，等.芦丁滴丸剂的生产工艺和质量标准研究[J].华西药学杂志.2001，16(5)：363-364.

[20] 蒋亚超，谭昕，戴婷玉，等.野葛叶总黄酮最优超声提取工艺研究[J].广州化工，2021，49(13)：83-85.

[21] 华学珍.煎膏剂的制备技术[J].山西医药杂志，2008(9)：850.

［22］程敏.中药药剂学实验指导［M］.南京：东南大学出版社，2016.

［23］曹桑博，王敏，谢鹏.非洛地平纳米脂质载体在大鼠体内的药动学与药效学研究［M］.西北药学杂志，2022，37（4），93-97.

［24］张辉.应用型本科药学实验［M］.上海：复旦大学出版社，2015.

［25］葛月宾.药剂学实验［M］.北京：化学工业出版社，2016.

［26］古捷，杨俊丽，鲁佳佳，等.槐果碱与β-环糊精及其衍生物的包合行为研究［J］.分析化学.2022，50（5）：781-793.

［27］关力，李丽，董子诚，等.陈皮挥发油β-环糊精包合物颗粒剂的制备［J］，黑龙江畜牧兽医.2012，（11）：148-150.

［28］谢飞，薛沉沉，徐蓉蓉，等.莪术油聚合环糊精包合物制备工艺的优化［J］，中成药.2017，39（12）：2618-2621.

［29］Mir M, Ahmed N, Rehman AU. Recent applications of PLGA based nanostructures in drug delivery.［J］. Colloids and surfaces. B, Biointerfaces, 2017, 159：217-231.

［30］喻红英，向娟，林晓春，等.离子凝胶法制备壳聚糖纳米粒的影响因素研究［J］.今日药学，2021，31（2）：124-127.

［31］汪家鼎，吴青思，冯佳星，等.PLGA与PLGA-PEG复合纳米粒的初筛及长循环研究［J］.华西药学杂志，2022，37（2）：134-137.

［32］Desai KG. Chitosan Nanoparticles Prepared by Ionotropic Gelation：An Overview of Recent Advances.［J］. Critical reviews in therapeutic drug carrier systems, 2016, 33（2）：107-158.

［33］Zielińska A, Carreiró F, Oliveira AM, et al. Polymeric Nanoparticles：Production, Characterization, Toxicology and Ecotoxicology［J］. Molecules, 2020, 25（16）：3731.

［34］Ahmed KS, Hussein SA, Ali AH, et al. Liposome：composition, characterisation, preparation, and recent innovation in clinical applications［J］. Journal of drug targeting, 2019, 27（7）：742-761.

［35］郑峙澐，单爽，曹子琴，等.《盐酸小檗碱脂质体制备》实验的制备方法综述［J］.广州化工，2020，48（17）：131-133.

［36］Shah S, Dhawan V, Holm R, et al. Liposomes：Advancements and innovation in the manufacturing process［J］. Advanced Drug Delivery Reviews, 2020, 154-155：102-122.

［37］聂淑芳，刘辉，刘艳丽，等.几种亲水凝胶骨架材料相关性质的比较［J］.药学学报，2011，46（3）：338-343.

［38］陆瑶琦，傅金平，熊卉等.羟丙甲纤维素粒径对茶碱亲水凝胶骨架缓释片释放度的影响机制考察［J］.中国医药工业杂志，2017，48（2）：208-214.

图书在版编目(CIP)数据

药剂学实验：在线视频教学版 / 周文虎主编. —长沙：
中南大学出版社，2023.9

ISBN 978-7-5487-5242-4

Ⅰ．①药… Ⅱ．①周… Ⅲ．①药剂学－实验－高等学
校－教材 Ⅳ．①R94-33

中国国家版本馆 CIP 数据核字(2023)第 017511 号

药剂学实验

(在线视频教学版)

YAOJIXUE SHIYAN

(ZAIXIAN SHIPIN JIAOXUEBAN)

周文虎　主编

□责任编辑　代　琴
□封面设计　颜　芳
□责任印制　唐　曦
□出版发行　中南大学出版社
　　　　　　社址：长沙市麓山南路　　　　邮编：410083
　　　　　　发行科电话：0731-88876770　　传真：0731-88710482
□印　　装　湖南省汇昌印务有限公司

□开　　本　787 mm×1092 mm　1/16　□印张 11.5　□字数 253 千字
□互联网+图书　二维码内容　视频 3 小时 16 分钟
□版　　次　2023 年 9 月第 1 版　　□印次 2023 年 9 月第 1 次印刷
□书　　号　ISBN 978-7-5487-5242-4
□定　　价　38.00 元